中医眼科病名释义

主编　亢泽峰　邢　凯

全国百佳图书出版单位
中国中医药出版社
·北 京·

图书在版编目（CIP）数据

中医眼科病名释义 / 亢泽峰，邢凯主编 . -- 北京：
中国中医药出版社，2024.5
ISBN 978-7-5132-7838-6

Ⅰ . ①中… Ⅱ . ①亢… ②邢… Ⅲ . ①眼病－中医诊
断学 Ⅳ . ① R276.7

中国国家版本馆 CIP 数据核字 (2024) 第 092495 号

中国中医药出版社出版

北京经济技术开发区科创十三街 31 号院二区 8 号楼
邮政编码　100176
传真　010-64405721
万卷书坊印刷（天津）有限公司印刷
各地新华书店经销

开本 880×1230　1/32　印张 8　彩插 0.25　字数 190 千字
2024 年 5 月第 1 版　2024 年 5 月第 1 次印刷
书号　ISBN 978 - 7 - 5132 - 7838 - 6

定价　58.00 元
网址　www.cptcm.com

服 务 热 线　010-64405510
购 书 热 线　010-89535836
维 权 打 假　010-64405753

微信服务号　**zgzyycbs**
微商城网址　**https://kdt.im/LIdUGr**
官方微博　**http://e.weibo.com/cptcm**
天猫旗舰店网址　**https://zgzyycbs.tmall.com**

如有印装质量问题请与本社出版部联系（010-64405510）
版权专有　侵权必究

主编简介

亢泽峰　清华大学公共卫生硕士，医学博士，主任医师，教授，博士生导师，博士后合作导师，第七批全国老中医药专家学术经验继承工作指导老师，国家卫生健康突出贡献中青年专家，国家中医药领军人才"岐黄学者"，享受国务院特殊津贴专家。国家中医药管理局重点专科、高水平重点学科中医眼科

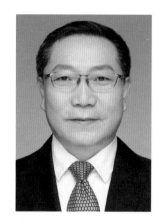

学科带头人，国家中医药标准委员会委员，国家视力健康专家咨询委员会委员。

现任中国中医科学院眼科医院副院长，中华中医药学会理事、眼科分会主任委员，北京中西医结合学会副会长兼眼科专业委员会主任委员，《中国中医眼科杂志》主编等。

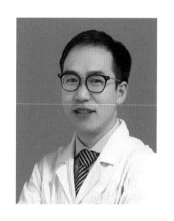

邢凯　北京市昌平区中医医院主治医师，中医眼科学硕士，中国中医药研究促进会眼科分会理事，中华中医药学会眼科分会青年委员，中华中医药学会眼科分会中医眼科协同创新共同体副秘书长，北京中西医结合学会眼科分会青年委员。

《中医眼科病名释义》
编委会

主　编	亢泽峰	中国中医科学院眼科医院
	邢　凯	北京市昌平区中医医院
副主编	陶方方	中国中医科学院西苑医院
	张丛青	北京中医药大学东直门医院
	周雅琪	中国中医科学院眼科医院
编　委	韦　东	中国中医科学院西苑医院
	戴正乾	上海中医药大学附属曙光医院
	许　超	中国中医科学院眼科医院
	刘安琪	中国人民解放军总医院
	刘　健	中国中医科学院眼科医院
	朱明娟	青海省中医院
	田楠楠	中国中医科学院眼科医院
	苏克雷	江苏省中西医结合医院
	刘　登	上海市第三康复医院
	张　骏	江苏省常州市第三人民医院
	侯静梅	甘肃省兰州普瑞眼科医院
	刘彦江	陕西省宜川县人民医院
	张　月	重庆市江津区中医院
	李书娇	中国中医科学院眼科医院
	陈水龄	中国中医科学院西苑医院

关瑞娟　青海省人民医院

张明明　中国中医科学院眼科医院

高　娜　青海省西宁市第二人民医院

侯昕玥　中国中医科学院眼科医院

袁慧艳　中国中医科学院眼科医院

曹珂儿　陕西省西安市中医院

晏　鑫　中国中医科学院眼科医院

谢东成　北京市石景山区广宁街道社区卫生服务中心

王健全　中国中医科学院眼科医院

王露露　中国中医科学院眼科医院

王家宁　中国中医科学院眼科医院

孙宏睿　中国中医科学院眼科医院

褚文丽　北京市隆福医院

序

　　"诸艺之中，医为尤重"，医学既包含源远流长的中医学，又囊括丰富多彩的西医学。其中，中医学拥有悠久的历史和丰富的理论体系，而中医眼科学作为中医学的重要分支，也作为一门独立的学科，在理法方药上有一套完整的理论体系，它的形成与发展倚仗着无数医家在医疗实践中的探索总结。同时，中医眼科学的发展也对西医眼科学起到了推动作用。中医眼科学在中医理论的指导下，通过辨证施治，调节人体内外环境以达到治疗眼病的目的。中医眼科病的分类非常广泛，涵盖了各种不同类型的眼部疾病，包括眼表病、结膜病、角膜病、虹膜睫状体病、晶状体病、玻璃体病、视网膜病、视神经病等多个方面。每一类眼病都有其特定的病名，这些病名往往反映了疾病的病程、病因、病机及临床表现等方面的信息。

　　医生通过中医眼科病名可以获得疾病的重要线索，从而确定疾病的性质和表现，进而制定相应的治疗方案。同时，中医眼科病名也反映了中医学对眼部疾病的认识和理解，体现了中医学的独特观点和治疗方法。由此观之，中医眼科病名的研究和应用对于促进中医眼科学的发展具有重要意义。通过深入研究和总结中医眼科病名，可以提高医生对眼部疾病的诊断水平和治疗效果，推动中医学在眼科领域的应用和发展。本书通过对中医眼科病名的解析，充实了中医眼病的诊断及西医眼病的中医诊断，旨在帮助读者深入了解中医眼科的理论基础和诊断方法，从而更好地将其应用于临床实践。本书对于中医药文化知识的传播、国内外医药交流、学科与行业间的沟通、中医药科技成果的推广使用和生产技术的发展、中医药书刊和教材的编辑出版，特别是对中医药现代化、国际化，都具有十分重要而深远的意义。

本书内容丰富，以病名诊断、疾病防治为主体，全面而精确地概述中西医眼科学的重要疾病诊断内容和最新研究进展。本书编写注重中医特色，文字叙述言简意明，深入浅出，主要介绍基本概念、科学论据，使读者便于检索、易于理解。通过检索历代中医药经典古籍，将其中与眼科病证相关的条文一一摘录，并进行梳理、分类、归纳和阐述。总的来说，条目内容比词典详尽、比教材深入、比专著精练，论理清晰，篇幅简洁，文字浅显，对从事中医眼科的临床医生、教师、学生等具有参考作用。

该书虽名为"病名释义"，但其内容远远超过了病名诊断的范畴，它不仅仅是传统医学与现代医学的整合，还饱含了中医学辨证论治的精髓，将中医眼科学的经典理论和实践经验传递给读者。

这本书的撰写具有传承和守正创新双重意义。

在传承方面，本书通过对中医眼科常见病名的解析，传承了中医眼科学的传统智慧，帮助读者更好地理解中医眼科学的理论和实践。在守正创新方面，本书吸收了很多现代研究成果，阐述中医眼科学的创新，为中医眼科学的研究和发展提供了新的思路和方法。本书编纂过程中坚守传统中医眼科学的基本原理和诊疗方法，这有助于读者更好地理解和应用中医眼科学理论，即在继承传统、吸收现代研究成果、应用现代科研方法的基础上使中医眼科学步入国际化、标准化。本书将为中医眼科学领域的学术研究和临床实践做出积极贡献，为保护人类视力尽一份力。相信此书一旦付梓刊行，其反响必著，同仁阅后必会从中得益。

夫学问之道，贵与年俱进，愿君不以此为止境，百尺竿头更进一步，以此勉之，是为序。

高健生

2024 年 4 月

前　言

一、撰写背景

中医学植根于中国传统文化土壤，受中国传统思维影响，是一个以阴阳、五行、运气、藏象、经络等学说，以及病因、病机、治则、治法、预防、养生等概念为主要内容的传统医学学科，是几千年来人民防病治病丰富经验的总结与提升，近些年许多中西医结合防治疾病的科研成果在临床上得以展现。中医对疾病的认识应当经历"症→证→病"这一过程，当然实际情况要比这复杂，因为每个证候都包含着一组常见的、有内在联系的、特定的临床表现，这些内涵共同构成了这一证候的诊断依据。由于病情是不断变化的，即使是同一证候，受临床表现的典型与否的影响，或受患者体质、周围环境、节气气候的影响，其表现形式往往也有所差别，但是只要具备了证候的特征性症状，这个证候的诊断也能成立。

中医关于脏腑的认识本来是基于人体实物解剖的，但由于人体解剖的发展自三国以后受到阻滞，以及中医传统诊疗手段的限制等因素影响，使中医对脏腑的认识逐渐抽象化，远离脏腑实体。中医传统理论中的藏象学说，认为中医的五脏六腑并不等同于西医解剖学的脏器，中医的"脏腑"是功能性的概念，并且在理论方面，有学者提出了辨象施治等理论。临床实践中，经常会出现许多西医疾病没有相应中医病名的现象，常使临床中医师感到困惑。

面对西医病名已被国民广泛接受而中医病名难以被世人理解的现实，面对中医影响力止步不前的困境，我们该怎么办？我想不妨把西医病名与中医病名对照进行解释。西医病名最初在我国医学界传播，是通过用汉语翻译西医病名来实现的，如果没有一定的西医知识，基本不能理解其含义。只有经过系统学习，先有一部分人掌握这些词汇，然后通过各种传播渠道让更多人理解这些词汇。在潜移默化中，这些语言流通达到了约定俗成的程度，人们对这些词汇才能不再陌生，对其含义才能很快达成共识，进而在日常交流中运用这些病名概念。此时，语言传播的目标已实现，甚至随着时间的推移，人们运用翻译过来的西医病名会多于原有的中医病名。如在日常生活中，人们会用"失眠"来代替"不寐"进行交流。中医病名翻译中普遍采用的译法如借用西医病名直译、意译和音译，这些译法可单独使用，也可互相联合使用。因此，中医名词术语需要进一步规范化和标准化，其工作任重道远。

现在临床上中医的病名被弃用，没有中医的病名体系，这将使中医学术大幅式微，因而必须加紧中医病名的标准化、规范化研究。中医学者开展中医标准病名的研究，建立中医标准病名体系，一方面需要充分吸取、反映以往研究的合理内容，另一方面需要弥补前段标准化研究的不足。中医标准病名研究应按照中医理论体系，严格区分病、证、症概念，在继承原有病名的基础上，参考西医病名，按中医理论创新、分化、扩展中医的病名。本书主编亢泽峰教授作为中医眼科病名国标组织专家，其编写的《中医临床诊疗术语·眼科学》已公开发布，本书内容在此基础上进行了进一步丰富和扩展，包括增加新的病名释义等，方便读者阅读和理解。

中医眼科中的许多外障眼病，由于其位置比较表浅，其性状、形态相对外露（如病变的色泽、干湿、范围、肿块、软硬等），通过望、触即能识病辨证并命名。以近视为例，近视在中国古代医籍中早有记述，西汉历史巨著《史记》（公元前104—前90年）中就有记载："眼如望羊，心如欲王四国，非文王，其谁能为此也！""望羊"的意思是"远视茫茫"，即视远模糊。隋代巢元方的《诸病源候论》（610年）中称近视为"目不能远视"，并谓："劳伤肝腑，肝气不足，兼受风邪，使精华之气衰弱，故不能远视。"唐代孙思邈在《备急千金要方》（652年）中列出了关于易致眼病的不良习惯，如"夜读细书，月下看书，抄写多年，雕镂细作"，与现代的近距离工作会诱导近视发病的观点相近。明代王肯堂的《证治准绳·杂病》（1602年）中提及"能近视不能远视者，阳气不足，阴气有余，乃气虚而血盛也"。明代傅仁宇《审视瑶函》（1644年）中提到"能近怯远症"，并提出"肝经不足肾经病，光华咫尺视模糊"的说法，并已经将"能近怯远症"分为"禀受生成近觑"和"久视伤睛成近觑"，即引起近视的原因有遗传因素和环境因素。中医学将眼无不适、外无障翳可寻、瞳神气色如常、平素无他疾，惟视远昏朦、只能视近的眼病称为"能近怯远症"，又名"目不能远视候"（《诸病源候论》）、"能视近不能远视"（《原机启微·论目不能远视为阴气不足》）、"近觑"（《证治准绳·杂病》），至清代《目经大成》始称"近视"。

同样的概念在西方则体现出不同的命名思路。希腊的亚里士多德（Aristotle，公元前384—前322年）是最早描述近视者，他指出："因为他们的眼球太长，因此他们只能看清附近是实物，而远处则是模糊一片。"盖伦（Galen，131—201年）将眯眼（myein）与眼（ops）两词合并，创造了"Myopia"一词。文艺复兴后随着光学的发展对近视与眼生理光学的认识有了重要突破。德国天文学家、数学家开普勒（Johannes Kepler，1571—1630年）首先用几何光学解释眼的屈光成像，指出外界光线经晶状体屈折后在视网膜上形成一个倒像而产生视觉，并首先指出近视是由于远处光线成像在视网膜前方所致。西医学将近视定义为："眼在不使用调节功能的状态下，远处来的平行光线经过眼的屈光系统后在视网膜前方聚焦，称为近视。"

随着中医病名规范、证候规范等研究的深入，中医眼科病名的规范化也逐渐受到重视。目前，中医眼科病名命名现状如下。

首先，由于多种原因，历代医籍记载眼病数量多寡不一。《秘传眼科龙木论》载眼病72种，其后《银海精微》载80种，《证治准绳》为172种，《审视瑶函》载108种，《目经大成》则减至81种。当代高等医药院校教材《中医眼科学》（第5版）载眼病58种，《中国医学百科全书·中医眼科学》载眼病149种。其次，中医眼科病名命名方法各异。有以自觉症状命名者，如暴盲、视瞻昏渺、云雾移睛等；有以病变部位与病理特征命名者，如睑弦赤烂、火眦漏等；有以病灶颜色命名者，如绿风内障等；有以病变形状命名者，如椒疮、蟹睛等；有以病因命名者，如物损真睛、天行赤眼、肝虚雀目等。再次，中医眼科病名一病多名的现象突出。如眼胞睑肿胀的命名，在《银海精微》中为胞肿如桃；在《证治准绳》中为肿胀如杯；在《目经大成》中为覆杯如眼目大小眦赘生胬肉；在《秘传眼科龙木论》中为胬肉侵睛外障；在《诸病源候论》中为目息肉淫肤候；在《审视瑶函》中为胬肉攀睛；在《证治准绳》中为胬肉证、马蝗积证、肺瘀证等。最后，中医眼科病名多病一名的现象也时有发生，即"非眼之疾，亦纳范畴"。如视衣衄血、目系发炎、视衣脉络阻滞、视衣脱落、目系外伤等五病均由不同病理所致，其治也各异，然而因为临床主要表现均为视力突然锐减，甚或失明，就以"暴盲"一名统称。凡此种种，无不昭示着对中医眼科病名进行系统整理迫在眉睫，我们要使其逐步规范化，以便学术经验交流。

中医学是我国传统科学技术中唯一能完整保留至今并仍以自身独特体系继续发展的学科，有很强的生命力。中医学独特的概念则是通过中文特有的语言逻辑构成的中医术语来表述的。在传播中医理论体系的前提下，可以借用西医病名以"求同"，亦可音译、创造新的英文词汇以"存异"。在中医对外传播的过程中，需要政府的政策支持，也需要有志之士加入进来，为中医外传的长期工作而坚持奋斗。中医药科技成果的推广使用和生产技术的发展，中医药书刊和教材的编辑出版，对中医药现代化、国际化具有十分重要而深远的意义。

本书通过对中医眼科病名的分析，充实中医眼病的诊断及西医眼病的中医诊断，传承中医眼科文化，探讨中、西医眼病诊断的对照，从而在临床诊疗过程中树立正确的诊断和治疗思路，弘扬和宣传中医眼科，振兴中医眼科事业。为了使本书在内容上达到全面系统的中西医眼病比较，在本书编纂过程中，除查阅了现存的历代眼科专著外，还参阅了比较重要的综合性医著和方书，对眼科方面的重要理论和病证尽量避免遗漏。

二、内容介绍

本书以中医眼科基础理论、基本知识为基础，以体现中医学科学性、先进性、启发性、实用性为原则，反映中医眼科的基本逻辑。本书以中医眼科病名为纲，融会中西医内容，将历代医家运用中医理论于眼科临床的实践经验予以系统整理、归纳和总结，使中医眼科的病名释义成为全面、系统、理论与临床相结合的专著。本着"如切如磋，如琢如磨"的态度，本书反复推敲，认真编写，力求成为中医眼科方面的词典。在适应国家社会需求方面、增强专业服务能力方面、提高临床医生理论技能水平方面、建设健康中国方面发挥重要作用。

本书以继承性与创新性相结合，继承为主为原则，对中、西医眼科疾病病名予以较恰当的匹配，以符合临床实际需求，有助于病名的规范化与鉴别。此外，对临床上确有其病，又有有效的治法，但历代医籍中缺其名者，则增补新病名。本书在传承传统病名的诊断方面，对个别病证在中医眼科中无确切病名而采用西医病名者，也在后面列出条目和介绍。中医的诊断从中医的整体观念出发命名，而西医的诊断从病理、解剖等方面命名，两者命名逻辑不同但又有融合。随着科学技术的进步和发展，出现了许多新的疾病诊断命名，笔者为传承中医眼科疾病诊断和继承中医眼科文化，将最新的西医对应中医的眼科诊断病名进行汇总、整合，方便读者阅读和比较，以便在治疗上从中西医不同的角度辨证施治，让中医眼科医生的思维不局限于"六经辨证""八纲辨证""脏腑辨证""阴阳五行"等传统范畴。结合西医学最新研究进展，创新和改革眼部疾病的诊疗方案和技术，中医眼科、西医眼科的主要结合点在临床治疗，明确了各自眼科治疗的优势所在和临床运用思路。

本书中医眼科病名条目释文均按概念、出处、病因病机、鉴别诊断、西医病名顺序撰写。本书共设176种眼科疾病介绍，分为5章。第一章介绍中国眼科学发展史；第二章介绍眼的结构与功能及五轮学说概要；第三章介绍中医眼科疾病的病名与释义，其编写顺序以五轮学说为主，按照外眼病、内眼病、眼珠疾病、外伤性眼病及与全身有关的一些眼病逐步展开；第四章介绍无法按照五轮归类的眼科杂病及某些全身性疾病引起的眼病；第五章补充既往没有中医眼科病名对应的西医眼科疾病病名介绍。

本书的全体编写人员倾注了极大的热情和精力编写了本书，但缺乏相对成熟的经验以资借鉴，加之作者水平有限，无论内容见解还是体例结构，谬误及疏忽之处必定不少，还请各位中医眼科同道提出宝贵意见，以便再版时修订提高。

本书编委会
2024 年 4 月

目　录

第一章　中医眼科学发展史

眼科学是在人类与疾病抗争过程中产生和发展起来的，由于文化背景的巨大差异，出现了中医眼科学和西医眼科学两个完全不同的理论体系，并在相当长的一段时期内各自发展，互不交融。中医眼科学属于我国特有的传统眼科学理论体系，是中医学的重要组成部分。随着科学技术的飞速发展及中西文化的广泛交流，中医眼科学与西医眼科学必将互为影响，逐渐结合与交融。

中医眼科学是整个中医学的一部分，它是研究人体重要器官眼和眼的附属器官的医学科学，它的特点是以中医理论体系为基础，研究眼的发生、形成、解剖、生理、病理、病因、病机及诊断，旨在防治眼病。北宋元丰年间（1078—1085年），太医局设九科，眼科学从此独立为专科。当时太医局学生三百人，专业眼科者二十人，《龙树眼论》为当时讲授的主要课程之一。

中医眼科学是以阴阳五行学说，以及朴素唯物论、辩证法思想中有关矛盾对立统一和事物相互关联的学说，来说明眼的组织结构、生理、病理，并以此指导诊断，分析病因病机，治疗疾病。《灵枢·大惑论》云："五脏六腑之精气，皆上注于目而为之精，精之窠为眼，骨之精为瞳子，筋之精为黑眼，血之精为络，其窠气之精为白眼，肌肉之精为约束，裹撷筋、骨、血、气之精而与脉并为系，上属于脑，后出于项中。"书中初步说明了眼的主要解剖部位，认为眼的各个部位分别与脏腑相应，并将脏腑、精、气、血、津液的生理功能、病理变化与眼密切结合起来，指导临床实践，为中医眼科五轮学说打下基础。《太平圣惠方》提出"眼通五脏，气贯五轮"，认为五脏与五轮有表里关系，脏腑盛衰、气血乖违，都会反映于眼。阴阳五行之相生相克、乘侮制化等亦贯穿其中，如《审视瑶函》云："夫目之有轮，各应于脏，脏有所病，必现于轮……轮标也，脏本也，轮之有证，由脏之不平所致。未有标现证，而本不病者。"又云："间有知轮脏标本，而不知其中生此克此，自病传病，或并或合之不同，则乘侮制化变通之妙，又不能知。"经络学说亦是中医眼科基础理论的重要组成部分。由于经络散布全身，外达体表，内贯脏腑，连于脑，聚于目，通行气血，涵养眼窍，故眼的生理、病理都与经络有关。

在上述理论基础上，又认为眼病是由于人体内外环境的失调、阴阳偏盛等所致，并有具体的临床表现，这些临床表现，需通过望闻问切四诊综合分析。眼科的四诊有其专科的特点，如望诊，《银海精微》云："凡看眼法，先审瞳仁神光，次看风轮，再察白仁，四辨胞睑二眦，此四者眼科之大要，看眼之时，令其平身正立，缓缓举手，轻撑开眼皮……"书中还载有"查翳法"等，治疗应汇集四诊所见，通过辨证确定治则，列出方药。

在防治眼病方面，中医眼科学强调预防为主，主张"治未病"。《备急千金要方》中提到预防眼病应予避免的事项，如"生食五辛，接热饮食，热餐面食，饮酒不已，房事无节，极目远视，数看日月，夜视星火，夜读细书，月下看书，抄写多年，雕镂细作，博弈不休，久处烟火，泣泪过多，刺头出血过多"。在治疗方面，中医眼科学强调缓则治本、急则治标、平衡阴阳、扶正祛邪等，因人、因地、因时不同，有宜表、宜清、宜泻、宜补等立法处方。在疗法方面，中医眼科学内容更为丰富，内服有汤液、丸、散、膏、丹等；外用有点、洗、熏、搽、涂、敷、摩顶、药枕等；手法开导有钩、割、针、烙、熨、镰洗等；手术有针拨内障、针拨瞳神等；另外尚有针灸、按摩、气功等治疗方法。

在临床诊断疾病时中医眼科大多数运用望闻问切四诊，同时运用现代化光电等检查仪器来协助诊察眼病，提高了耳、目、鼻、手的感官作用，扩大了四诊的精度和深度，为中医理论指导下的辨证论治提供了更加丰富的内容。在疗法方面，在中医眼科理论的指导下，对内服、外用的方药，用现代科学方法对剂型进行改进，更好地发挥了中医药的特长。在手法治疗上，传承古法，也充分利用现代科技进行创新，以期达到"古为今用""洋为中用""推陈出新"的目的。这种趋势日渐发展，提高了中医眼科学医疗、科研、教学的质量，今后终将为中医眼科学做出新的贡献，丰富和提高中医眼科学的内容。

中医眼科学发展史，是我国人民与眼部疾病作斗争的历史，是中医学发展史的一个分支，同样具有源远流长的特点。在它的发展过程中，积累了十分宝贵的经验和丰富的资料。中医眼科学作为中医学的重要组成部分之一，是我国人民在长期同眼病作斗争过程中不断对各种经验进行积累、总结并加以完善而逐渐形成的一门学科。通观中医眼科学漫长的发展史，其形成和发展大体经历了萌芽、雏形、奠基、独立发展、兴盛、衰落与复兴六个阶段。一般认为，先秦时期是中医眼科学发展的萌芽阶段；秦汉时期为雏形阶段；隋唐时期为奠基阶段；宋元时期为独立发展阶段；明清时期为兴盛阶段；鸦片战争后的百余年，中医眼科学则处于衰落阶段；中华人民共和国成立以后，特别是 20 世纪 90 年代后，中医眼科学得到了蓬勃发展，处于复兴阶段。中医眼科学的发展与中医眼科学的变迁息息相关，其形成和发展大体如下。

一、萌芽阶段

春秋战国时期，我国社会由奴隶制向封建制急剧变化，政治、经济、文化迅速发展，医学实践和理论也取得了一定的进步。我国南北朝以前，人们对眼及眼病已有初步认识，中医眼科学处于萌芽阶段。

我国眼科最早的记录，可追溯到殷武丁时代（公元前1324—前 1266 年）。河南安阳殷墟甲骨文中载有当时王室对祖先的祷辞或卜辞，其中有眼和其他十几种疾病，如"贞王其疾目"是占卜王（武丁）是否会得眼疾。我国早期的古籍，对眼病的症状和治疗药物均有零星记载，如先秦古书《山海经》。《山海经》载有治疗各种疾病的药物一百余种，其中治疗眼病者七种，如"其鸟多食尾……食之不眴目""冉遗之鱼……食之使人不眯""有草焉……名曰植楮……食之不眯"等。

我国史料中，最早将盲人称为瞽人，并根据眼部症状不同把盲人分为"蒙"和"瞍"两类。如《书经》中有"瞽奏鼓"的记录，当时乐师常是瞽人，《诗经》中有"蒙瞍奏公"的记载。《毛传》释："有眸子而无见曰矇，无眸子曰瞍。"蒙通矇，即盲而目珠完好者称为蒙，目珠塌陷者称为瞍。

关于瞳孔异常的记载，《荀子》中的舜帝（公元前 2255—前 2205 年）、《史记》中的项籍（公元前 322—前 220 年）均患有重瞳症。

《淮南子》中有用梣木治疗眼病的记载，梣木即今之秦皮，此药至今仍常见于中医眼科内服、外用的方剂中。书中还载有"目中有疵，不害于视，不可灼也"，说明当时已有手术用于眼病治疗。

二、雏形阶段

秦汉时期医学专著出现，对眼的解剖、生理，眼病的临床表现及治疗的药物等均有较多的记载，使中医眼科学初具雏形，为其专科的建立打下了基础。《黄帝内经》是我国现存的最古老的经典医书，对于眼的论述十分丰富。它不仅列有许多眼的解剖名称和病名，还从眼的解剖生理与脏腑的相关联系等方面加以阐述，如《灵枢·邪气脏腑病形》云："十二经脉，三百六十五络，其血气皆上注于面而走空窍，其精阳气上走于目而为睛。"《灵枢·大惑论》云："五脏六腑之精气，皆上注于目而为之精。精之窠为眼，骨之精为瞳子，筋之精为黑眼，血之精为络，其窠气之精为白眼，肌肉之精为约束，裹撷筋、骨、血、气之精而与脉并为系，上属于脑，后出于项中。"说明当时已粗略知道眼球外的筋膜包裹了血管、视神经和眼外肌形成的肌锥到视神经孔的纤维环，视神经通过此孔出眼与脑相连。进而认为"邪中于项，因逢其身之虚，其入深，则随眼系以入于脑，入于脑则脑转，脑转则引目系急，目系急则目眩以转矣"，以及"目赤色者病在心，白在肺，青在肝，黄在脾，黑在肾"等。眼与脏腑病因病机相关联的整体观念，为中医眼科从整体出发，将眼和全身情况综合考虑的辨证原则奠定了基础。另外对全身病伴有眼部症状者亦有记载，如《灵枢·论疾诊尺》云："视人之目窠上微痈，如新卧起状，其颈脉动，时咳，按其手足上，窅而不起者，风水肤胀也。"说明双胞肿与手足浮肿，均属某些心功能不足而引起的"风水肤胀"，而非眼目自病。这为内科医师根据眼的症状诊断疾病提供了帮助，亦为眼科医师提出正确的治本方向，是眼与全身病相关联的最早记载。

用中药治疗眼病在当时已相当广泛，并不断发展。最早的中药学专著《神农本草经》中记有多种眼病与治疗眼病的中药，如青盲以空青、决明子、苋实治之；目赤痛以石胆、黄连、戎盐，白菱治之；目翳以瞿麦、秦皮、贝子（白贝齿）等治之；涕泪以曾青、菊花、苦参、白芷治之；目中淫肤以蛴螬、决明子治之；风邪目盲以防风治之；目暝痒痛以伏翼治之等。书中与眼病相关的中药共有七十余种，其中如蒺藜子、瞿麦、黄连等，至今仍为中医眼科临床常用中药。用针灸治疗眼病亦属主要治疗方法之一，如《黄帝内经》云："目中赤痛，从内眦始，取之阴跷。"

那么在我国，谁是最早从事眼科的医生呢？最早的眼科医生当推扁鹊（公元前407—前310年），如《史记·扁鹊仓公列传》记载："扁鹊过洛阳，闻周人爱老人，即为耳目痹医。"

在晋代已有眼科手术的记载，如《晋书》记载："初，帝目有瘤疾，使医割之。"并且对雪盲也有记载，如北魏时期宋云的《行纪》中云："雪有白光，照射人眼，令人闭目茫然无见。"《针灸甲乙经》是我国现存最早的针灸专著，由晋代皇甫谧撰写，成书于282年。该书论述了经络、穴位、针灸手法与禁忌，以各类病症的针灸取穴方法等，其中载有治疗眼病的针灸处方。

在魏晋南北朝时期，由于战乱频繁，社会很不稳定，遗留后世的医籍资料不多。据《隋书经志》记载，南北朝时有《陶氏疗目方》及甘濬之的《疗耳眼方》。前者算是我国最早的眼科专书，可惜两书均已佚失，其内容不得而知，因此对后世影响不大。

综上所述，从商周至秦汉的漫长年代里，我们祖先对眼科的医药知识不断增加和积累，并开始把医治眼病的实践上升为理论载入医药书籍，这是很大的进步。所以，笔者认为当时的中医眼科学处于萌芽状态。

三、奠基阶段

隋唐时期，我国重建了统一的多民族封建国家。由于生产力的提高，社会经济、文化空前繁荣，中外交通发达，文化技术交流频繁，中医学发展很快，成绩显著。中医眼科学发展的重要标志是唐初太医署建立"耳目口齿科"和眼科专著的出现，以及很多综合性著作中眼科内容被列为专篇论述。这一阶段出现了大批对后世眼科学影响较大的著作，如《诸病源候论》《备急千金要方》《外台秘要》《龙树眼论》等。

隋代巢元方所著的《诸病源候论》，是我国现存的第一部病因病机专著。该书列目病诸候，收载了眼病三十八种。此外，在小儿杂病、妇人产后、妇人杂病等篇章中记录有眼病七种，共四十五种眼病。如记载了结膜囊内寄生蝇蛆之症名目蜡候；入暮目暗之雀目候。雀目候即今之夜盲症，欧洲在 17 世纪才有夜盲症的相关记载。《诸病源候论》中还刊有按摩以预防和治疗眼病的内容，说明当时医家对内外眼病已经有了较系统的认识。书中沿用《黄帝内经》所载解剖名称的同时，首次应用了睑、眉、睫毛等名词。

唐代的经济、文化处于世界领先地位，并且实行对外开放政策，促进了中外文化的相互交流。在医学方面也同样与国外友好往来，与日本、朝鲜、阿拉伯、印度等国相互交流、传播，如鉴真和尚在日本传授中医药学。唐代著名诗人刘禹锡在《赠眼医婆罗门僧》中写道："师有金篦术，如何为发蒙。"可知当时已有印度眼医在我国行医，印度的眼科理论也在此时传入我国，从而促进了中医眼科学的发展。

《备急千金要方》与《千金翼方》收集了丰富的眼科资料，内容涉及病因病机和相关的治疗，并在《黄帝内经》的基础上，发展了眼科脏腑病机学说，首次记载了老视和赤白膜（包括胬肉）的割除手术。《备急千金要方》虽为方书，实际上内容丰富，其中比较系统地总结和反映了唐代以前的医学成就。该书于七窍病中首列目病，首次对眼病病因进行了总结，将其归纳为十九病因，记载了眼病一百余种，介绍了内服和外用药方七十一首。该书对外治用药方法记载颇详，如有仰卧洗目的洗眼法、以棉药注目中的点眼法、以新毛笔蘸药粉撒入结膜囊内的点眼法、以冷水渍青布数易之的冷敷法，以及热法、熏眼法、按摩法等。书中还介绍了目病的针灸穴位，更可贵的是介绍了血管翳的钩割手法，并首先记载了人的老视现象。《备急千金要方》云："凡人年四十五以后，渐觉眼暗，至六十以后，还渐自明。"另外总结了预防眼病的二十种注意事项："生食五辛，接热饮食，热餐面食，饮酒不已，房事无节，极目远视，数看日月，夜视星火，夜读细书，月下看书，抄写多年，雕镂细作，博弈不休，久处烟火，泣泪过多，刺头出血过多，上十六件并是丧明之本，养性之士宜熟慎焉，又有驰骋田猎，冒涉风霜，迎风追兽，日夜不息者，亦是伤目之媒也。"

晚唐时期王焘的《外台秘要》汇集了唐代及唐以前数十种医学著作，并将这些著作分类选编，同时保存了多种眼科文献，收载眼科处方一百五十首。书中详细介绍了白内障的症状，并提及金针拨内障（金篦诀）；对青光眼的病理见解独到，认为此疾之源，皆为"内肝管缺，眼孔不通"所致；同时在疗法方面还记载了镊子拔出倒睫、以烧灼法治疗类似胬肉的眼病等。该书在眼一卷中，引入了印度《天竺经》的医学论，谓眼为六神之主，身为地、水、火、风四原质所成；在眼的解剖、生理、治疗方面也有所发展，认为眼珠由水组成，白睛、黑睛构成外壳，其中白睛有三层膜，黑睛有一层膜；在防止胬肉攀睛（眼肤肉生覆瞳子）术后复发方面主张用烧灼法，如云："取针烧令赤烁着肤上，不过三烁缩也，有令人割之三复生，不如烁之良。"

据《太平御览》载，我国唐代已能配置假眼，"唐崔眠失一目，以珠代之"。唐代不仅创造了多种眼科手术和药物疗法，还试行安装假眼，假眼一般用珠制或木制，发展到元代改为瓷制。

唐代《龙树眼论》一书，是我国现存第一部眼科专著，原书已佚，成书年代不详，据考证其作者龙树是印度第三世名医。著名诗人白居易有诗云："案上谩铺龙树论，盒中虚捻决明丸。人间方药应无益，争得金篦试刮看。"现只能在明代《医方类聚·龙树菩萨眼论》见到相关论述，该书以"辨诸般眼疾病不同随状所疗"为中心内容讨论内、外障眼病的症状和治疗，作者主张治疗眼病要识原本，用药需辨明寒、热、虚、实，并认为忽生暴翳皆由肝热所致，治疗应以寒凉为主，所谓"目得凉药翳自灭"。该书对眼病的症状、诊断、鉴别、治疗、预后已有了相当程度的认识，其中对白内障的病因、症状、分类、鉴别诊断和治疗（金针拨障术）论述颇详，将白内障分为先天性、后天性、外伤性及青光眼晚期引起的并发性白内障。作者反对盲目地进行白内障手术，对何种情况能手术、金针拨障术的术前准备、术后护理，以及术后并发症的处理等都有详细记述。书中把雀目分为肝虚雀目和高风雀目两类，前者相当于维生素A缺乏引起的夜盲症，后者类似于西医学的视网膜色素变性，并从雀目病因、症状和鉴别诊断等方面进行了论述，这些对雀目的认识比欧洲早约五百年。在眼科手术方面，书中介绍了钩、割、熨、针、烙、镰洗手法，提出胬肉攀睛割烙法，记载了手术治疗"睑皮里有核（胞生痰核）"。纵观全书内容，对眼科学有极大的价值。

五轮学说与八廓学说都是中医眼科学的重要理论组成部分。一般认为五轮学说的理论基础来自《黄帝内经》，详细论述五轮学说的方书首推宋代的《太平圣惠方》。关于八廓学说的源流探讨，明代徐春甫云："八廓之说，无义可据……乃后世龙木禅师论，五行八卦配合之意。"但在《秘传眼科龙木论》和《龙眼树论》现存内容中均未提及。宋代陈言的《三因极一病证方论》提到"八廓"之名。因此五轮学说可能起于唐代《秘传眼科龙木论》一书，而八廓学说则可能起于宋代。

总之，隋唐时期在眼的解剖、生理等基础理论认识方面较深入、系统，在眼病诊断、分类及治疗方面已具有一定水平，为中医眼科学发展为独立的专科奠定了基础。

四、独立发展阶段

宋金元时期，社会经济、文化得到了较大的发展，也推动了科学文化技术的进步，特别是活字版印刷术和造纸业的发展使医学理论的交流得以广泛传播。因此，中医眼科学在理论水平上也有了较大的发展，并且官方首设眼科、选定教材、培养眼科专科医师，自此眼科学成为独立学科。这一阶段，大部分眼科学资料作为专篇列于医书之中，除《龙眼树论》和《银海精微》两书外少有专著。

宋代王怀隐等编撰《太平圣惠方》（992年），书中内容丰富，有眼科两卷，共四十九门，收录眼科病症约六十种。该书总结了宋代以前的眼科成就并有所发展，首次系统介绍了五轮学说，把黑睛归属风轮，与肝相应，并主张摄养预防眼病。在眼科手术方面，书中介绍了钩、割、针、镰等式式，同时对金针拨内障叙述详细，如术前注意事项，患者的手术方式，术中止血、止痛、止呕等方法，以及术后处理等。

北宋时期由朝廷组织编写的《圣济总录》（1117 年），辑录历代医方及民验方共两百卷，书中的"眼目门"专载眼科，用以病统方的体例在《太平圣惠方》的基础上扩充内容，载眼病十二卷、五十八种。

1078—1085 年，太医局设九科。《龙树眼论》为太医局课程主要教材之一，称为小经，是各科必读之书。太医局学生三百人，眼科二十人，至此眼科独立为专科，元代改设太医局十三科，眼科亦为专科。现存的明万历三年（1575 年）刊行的《秘传眼科龙木论》，详考其书已非原来的《龙树眼论》。《秘传眼科龙木论》对眼科疾病的症状、诊断、鉴别诊断、治疗和预后已有相当程度的认识，并首先提出了眼科内外障疾病分类，将眼病分为内障眼病二十三种和外障眼病四十九种。外障眼病泛指瞳神以外的病变，其中列举了一些黑睛病变的病名、病因及治法方药，治疗多以祛风清热、明目退翳为法，拟定了除热饮子等方药，并介绍钩、熨、针、烙等手术方法。

《银海精微》托名孙思邈所著，作者及成书年代不详，据考证疑为宋以后的著作。全书共两卷，介绍了五轮、八廓等眼科学基本理论，其中在五轮学说中有"肝属木曰风轮，在眼为乌睛""心属火曰血轮，在眼为二眦"等论述；在八廓学说有"肝为养化之廓""胆为清净之廓"等论述。

宋代已有眼镜方面的资料记载，当时称眼镜为"叆叇"。如宋代史沆断狱，因案牍之故目暗，以水晶承目照之则见，被认为是眼镜的雏形。南宋赵希鹄的《洞天清录》中有"叆叇，老人不辨细书，以此掩目则明"的记载。

中医学发展至金元时期，不少医家在深入研究《黄帝内经》及前代医家著作的基础上，结合各自临床实践，创造性地提出了自己独特的医学理论和主张，形成医学史上著名的金元医家学术争鸣。其中以刘完素、张从正、李东垣、朱丹溪四大医家最为著名，他们在眼科领域也各具创见。下面以寒凉派、补土派、养阴派为例阐述其眼科理论。

寒凉派刘完素（1110—1200 年），在学术上强调火热为病。在眼科方面，他的《素问玄机原病式》中提出"论目昏赤肿翳膜皆属于热"理论，治疗宜降心火、滋肾水，用药重寒凉。张从正（1156—1228 年）继承刘氏主火之说，在《儒门事亲》中提出"目不因火则不病"，并主张以针刺治疗眼病。

在火热论观点为主流的环境下，李东垣（1180—1251 年）没有盲从，他从实践出发提倡内伤学说，治疗上重视理脾胃、益元气，开创补土派。在眼科方面，他的《兰室秘藏》中特别强调，脾虚会使脏腑精气不能上贯于目导致目不明，治疗以治本为要，他还提出"脾胃虚则九窍不通"。益气聪明汤是李东垣创立的升阳益气、聪耳明目的代表方剂。

养阴派朱丹溪（1281—1358 年）提倡相火论，认为阴虚则火动，治病要重用滋阴降火之法。在眼科方面，他的《丹溪心法》中提出"眼黑睛有翳，皆用黄柏、知母""眼睛疼，知母、黄柏泻肾火，当归养阴水"，又云："眼病所因，不过虚实二者而已。虚则眼目昏花，肾经真水之微也；实者眼目肿痛，肝经风热之甚也。实则散其风热，虚则滋其真阴，虚实相因，则散热滋阴兼之，此内治之法也。"

以上学说以局部结合整体为辨证施治原则，并各具独特的学术见解。在病因病机和疾病的分类方面也有新的发展，元代医家倪维德在眼科方面有极大成就，促进了眼科学的发展。他的著作《原机启微》从病因病机立论，将眼病分为十八大类，书中内容以《黄帝内经》等经典医书为指导，结合临床经验，注重整体观念；书中所列处方内外兼施，攻补互用，颇具特色。元代危亦林在《世医得效方》中调整了五轮配位法，充实了八廓内容。

在宋金元时代，由于官方首设眼科，从而使一部分医家专门从事眼科。因此，这个时期眼科学术思想空前活跃，临床疗效与学术水平有了较大提高，中医眼科学步入独立发展阶段。

五、兴盛阶段

明清时代（明代至清代鸦片战争之前）是眼科发展的兴盛时期。明代之前眼科大都拘于七十二病之说，明代以后中医眼科学的发展达到了历史高峰，这个时期眼科学文献的数量和质量，眼科理论与临床知识的深度与广度均大大超过以前各代。其中对中医眼科学发展有较大贡献的书籍有《普济方》《薛氏医案》《古今医统大全》《医学入门》《本草纲目》《证治准绳》《古今医鉴》《景岳全书》《张氏医通》《古今图书集成·医部全录》《医宗金鉴》等，主要的眼科学专著有《审视瑶函》《一草亭科全书》《目经大成》《眼科阐微》《眼科纂要》《眼科百问》《银海指南》等，可谓百花齐放，百家争鸣。

其中王肯堂的《证治准绳》对眼科的总结分类最为详细，全书第七册为七窍门，七窍门为眼科专论，总结当时所知眼病共一百九十三种，所载证候与治疗方法极为详尽，几乎收集了肉眼所能察及的眼病的所有症状、体征。书中论眼的解剖生理，提出眼内包含神膏、神水、神光、真气、真血、真精的理论。书中以八廓学说为基础提出了八方配位，将眼部划分为东、南、西、北、东南、西南、西北、东北八个方位，分别与八廓相配，从廓位上血脉经络的走向变化，推测脏腑病变及其发展转归。这种诊断辨证方法对角膜病的治疗有一定指导意义。《证治准绳》对青光眼的认识也有可贵的贡献，书中称青光眼为"青风内障""绿风内障""黄风内障"等，针对"青风内障"提出："视瞳神内有气色昏蒙，如晴山笼淡烟也，然自视尚见，但比平时光华则昏日进。急宜治之，免变绿色，变绿色则病甚而光没矣。"针对"绿风内障"提出："瞳神气色浊而不清，如黄云之笼翠柚，似蓝靛之合藤黄，乃青风变重之症，久则变为黄风，虽曰头风所致，亦由痰湿所攻，火郁忧思忿怒之过……此病初患则头旋，两额角相牵，瞳神连鼻隔皆痛，或时红白花起，或先左而后右，成先右而后左，或两眼同发，或吐逆……"针对"黄风内障"提出："瞳神已大而色昏浊为黄也，病至此，十无一人可救者。"由于历史条件所限，当时医家不可能凭借仪器检查患者眼底病变，但王肯堂能将眼底病患者的一些自觉症状描述详尽，如云雾移睛、暴盲、青盲、视瞻有色、神光自现、黑夜精明、视正反斜、视赤如白、光华晕大等，并附有病因、治则，为眼底病的诊断、治疗作出了巨大的贡献。在手术方面，王肯堂首次提出用手术治疗斜视，在"瞳神反背"中提出："其珠斜翻侧转，白向外而黑向内也，药不能疗，止用拨治，须久久精熟，能识其向入何，或带上带下之分，然后拨之，则疗在反掌。"该书汇集眼疾治疗之单方、针灸法，并附前贤医案二十八则。《证治准绳》虽非眼科专著，但其中所载眼论在中医眼科学发展史中占据重要的地位。

明代眼科医家傅仁宇在《原机启微》《证治准绳》等基础上编著了《审视瑶函》，又名《眼科大全》。傅仁宇综合整理前代资料并结合自己的经验，将眼病归纳为一百零八种，并详述每一种眼病的症状、病因、病机、诊断、治疗。书中记载了眼科用方三百余首，除此之外，针灸、手术及外用药物治疗的内容也十分丰富。全书图文并茂，实用价值较高，流传极广，不失为中医眼科学的代表性专著。

清代在白内障针拨术方面有所发展。《张氏医通》在"金针开内障论"中提出医生用右手做患者的右眼手术，针要横过患者鼻架，称为"过梁针"。还指出术中出血原因有二，一为针尖划损白睛外膜之血络而出血；二为进针后触碰黄仁导致血灌瞳神。

清代医家吴谦主编的《医宗金鉴·眼科心法要诀》，以诗歌形式选录了"暴赤生翳""逆顺生翳""因他病后生翳""花翳白陷""蟹睛疼痛""黑翳如珠""玉翳浮满""钉翳根深""膜入水轮""赤膜下垂""混睛""冰瑕翳""螺旋尖起"等角膜病，并详细记述了各种角膜病的症状及治疗选药。

黄庭镜于1748年著成《目经大成》，全书共三卷，卷一阐述眼科的基本理论；卷二阐述眼的八十一种病症和十二类病因；卷三载方两百余首。黄庭镜对眼的解剖有了新的发现，他首次观察到黑睛后面还有黄精（即晶状体）。《目经大成》云："风轮下一圈收放者为金井，井内黑水曰神膏，有如卵石，涂以墨汁，膏中有珠，澄澈而软，状水晶棋子，曰黄精。"书中对很多眼科病名做了改动，如针对"黄膜上冲"，黄庭镜认为应该是液而不是膜，故改为"黄液上冲"，使其更切合临床实际。此书后经邓赞夫增补而成《目科正宗》。

《银海指南》为顾锡所著，成书于1807年，全书共四卷。书中前两卷较全面地论述了眼的五轮八廓学说、运气学说、眼病的病因病机、脏腑主病及全身兼症等。第三卷列内服、外用药方一百八十首，第四卷录验案一百七十六则。该书将八廓与经络相联系，并概括了六淫致眼病的特点。顾锡强调眼局部与全身辨证相结合的整体辨证观，在治疗上强调内服以治本。书中对十二经主病和各种杂病与眼的关系记载详细，如肾经主病、三焦主病、胆经主病等与眼的关系，气、血、痰、食、郁致病与眼的关系，以及伤寒主目疾论、温疫兼目疾论、中风兼目疾论、黄疸兼目疾论等共三十五篇，是论述眼病的代表作。

清代的《古今图书集成·医部全录》共有七十二卷，书中以年代为序，辑录历代有关眼科的著作，并附处方、单方、针灸、导引、医案等。

吴谦等所编的《医宗金鉴》，列"眼科心法要诀"两卷，文字简明易学。

《古渝眼科秘书》又名《眼科奇书》《眼科宜书》，是清代渝州（今重庆市）李氏家藏秘本，著者不详。校者云："李氏对此书珍若拱璧，私不轻以示人。蜀东长寿县有孙奉铭者，与李氏相契十余年，始得于1886年（光绪十二年）暂借一观，遂命其子、侄分而抄之。后则按书立方，治眼无不奏效。据孙侄本端氏云，此书抄得后久未付梓，直至1923年，忠州（今四川省忠县）周松荣见此书而称赞之，并捐资在渝州印送一千六百本；次年，又由张小林捐资印送一千本，李学林捐资印送一千五百本，本书始得流传。曾有述古老人，恐《眼科奇书》之名涉于玄秘而不纯正，因更名为《眼科宜书》，但因本书效奇方奇，后世仍多沿用其本名。1934年，蜀东长寿人安仁又在渝州复印二千本，厥后再未付梓。"由于时过境迁，旧刊原本几不复存，今人欲读此书而不可得，诚为憾事。为使本书能够广泛流传，后来学者将河南省图书馆珍藏的武昌广雅书局1924年石印本，参考国内流传的数种手抄本、油印本点校刊出，以在继承和发扬中医学遗产的工作中，为振兴中医眼科事业贡献微薄之力。

明清时期对药物的研究工作更加细致深入。明万历年间李时珍著《本草纲目》。全书眼科药物四百余种，明目药一百二十余种，治疗用药物三百余种，并附有历代名方和作者经验方。

明代朱橚等编著《普济方》，内有"眼目门"十六卷，眼病五十七类，收方两千三百余首，集病名三百余种，内容极为丰富。

清代赵学敏著《本草纲目拾遗》，内有眼科明目药二十余种，眼科治疗用药五十余种。

此外，明代也有眼镜的明确记载，如屠隆《文方器具笺》谓："叆叇大如钱，色如云母，老人目力昏倦，不辨细书，以之掩目，精不散，笔画倍明。"

六、衰落阶段

从 1840 年鸦片战争至 1949 年中华人民共和国成立前的百余年间，由于清朝政府腐败无能，帝国主义入侵，使中国逐渐沦为半殖民地半封建社会。国家经济衰落，传统文化遭到严重破坏，中医药事业也处于停滞不前的阶段。特别是 1911 年以后的几十年，军阀混战，民不聊生，当时的统治阶级宣扬洋奴买办思想和民族虚无主义，认为中医不科学，企图扼杀中医，导致中医药事业的发展遭到严重摧残，中医眼科学也不例外。这一时期，出版了一些眼科专著，但大多数为沿袭之作，较有创见的为数不多，有代表性的如《秘传眼科纂要》《眼科金镜》《中西眼科汇通》《眼科菁华录》等，除黄岩的《秘传眼科纂要》和康维恂的《眼科菁华录》，鲜见有影响的著述。

与之相反，19 世纪的西方资本主义国家，随着新兴资本主义的兴起，相继完成了产业革命，摧毁了封建主义势力，促进了社会进步和科技发展，各种新发现、新发明层出不穷，西医眼科学得到了飞速地发展。

七、复兴阶段

中华人民共和国成立以来，中、西医院校如雨后春笋相继建立，各院校设立中医眼科教研室或西医眼科教研室，并把中医眼科学或西医眼科学作为临床医学专业的一门必修课。特别是近年来，部分中医院校中设立了"中医五官专业"，并且相继在一些院校内设立眼科硕士、博士授位点，以培养高层次的中医或西医眼科专业人才。全国县级或县级以上医院设有眼科门诊及病房，使从事中医眼科和西医眼科临床、教学、科研工作的专业人员大大增多，学历层次不断提高，有力地促进了中、西医眼科学的发展。

政府对中医事业十分重视，1955 年在北京成立了中国中医研究院（今中国中医科学院）。1956 年起，陆续在多数省、市创建中医学院。此后不久，各市、县普遍设立了中医院，中医事业得以蓬勃发展，中医眼科学也重获新生。在上述机构中大都设有眼科，大批中医眼科医师出现。多种现代眼科检查仪器、工具和方法的应用，扩大和发展了中医眼科学的四诊，使中医眼科学在传统治疗方法和基础理论研究中都取得了不少进步，丰富了中医眼科学内容。在出版书刊方面，除国家有关部门组织编写的全国统编或规划《中医眼科学》教材外，大量中医眼科学专著出版面世，此外还创办了《中西医结合眼科杂志》《中国中医眼科杂志》，促进了中医眼科学的发展。

第二章　眼的结构与功能及五轮学说概要

一、眼的结构与功能

人体是一个有机的整体，由脏腑、经络以及五体七窍所组成。眼是七窍之一，其视觉功能的发挥，主要与脏腑功能的协调，经络的贯通，以及其生化、储存的精、气、血、津液有关。眼常被喻为人身至宝。又称目、眼睛、眼目、目睛等，由眼珠、目系、胞睑、眼带、液道、泪窍、眼眶骨等组成。眼珠通过目系与脑相连，共同完成视物辨色之功；眼带司运转眼珠之职；胞睑、液道、泪窍、眼眶骨等有保护、润养眼珠之功。

《灵枢·大惑论》对眼的解剖和功能已做了初步阐述，如"骨之精为瞳子，筋之精为黑眼，血之精为络，其窠气之精为白眼，肌肉之精为约束"，以及"肝受血而能视""肝气通于目，肝和则能辨五色"等。"肝受血而能视"阐明并强调了眼与肝的密切关系，这对临床有重要指导意义。人体以脏腑为中心，构成一个有机整体。组织器官的功能活动都是脏腑机能的外在体现。目为肝之外窍，目的功能与肝密切相关，二者通过经络保持密切的联系。肝经循行于目，肝主藏血，目受血而能视，肝血不调则目病，肝气失和则生目疾。之后历代医家又做了补充阐述，《外台秘要》指出眼之白睛有三重，黑睛只有一层；刘完

19

素有"玄府"之论；清代王清任通过人体解剖，对目的认识有了更科学的描述。通过历代医家的不断观察和总结，对眼的结构和功能的知识逐步趋于完善。现将眼的各部名称和功能分述如下。

目，古文字形像眼睛的形状，后来由横写改成竖写。《说文解字·目部》曰："目，人眼……凡目之属皆从目。"与眼睛有关的字几乎都以"目"为偏旁，如"睛"，睛即眼珠。眼珠又称"目珠子""神珠"等。《外台秘要》云："其眼根寻无他物，直是水耳，轻膜裹水，圆满精微，皎洁明净，状如宝珠，称曰眼珠。"眼外形如珠似球，运转灵活。眼的外壳有保护眼珠内部组织的作用，书中认为眼珠前部为黑睛，后部为白睛，后连目系，入通于脑，眼珠内包黄仁、神水、神膏、黄精等。

"气之精为白眼"，所谓白眼即白睛，因为肺主气，五色主白，故为气轮，属肺，白睛又称"白眼""白仁"，为肺之精气升腾所结。白睛表面上有一层外膜，上有微细血络外膜，内为白珠，质较坚韧。因此，《证治准绳·七窍门》云："金为五行之至坚，故白珠独坚于四轮。"其内包涵神水、神膏，有保护眼珠的作用。一旦被锐器所伤，则有膏伤珠陷之危。

黑睛又称"黑眼""黑珠""乌睛""乌珠""黑仁""青睛"，形圆呈球状，有护卫涵养瞳神之功，尽屈光调节视力之职，一旦黑睛发生病变，不但症状重，反应强烈，而且并发症、后遗症多，致盲率高。黑睛为肝之精气升腾而成，在五轮学说中为风轮，位于眼珠前部，后接白珠，内包神水，以涵养瞳神。黑睛晶莹清澈，菲薄娇嫩，易为外邪侵袭或外伤所损。

黄仁位于黑睛之后，黄睛之前，浸于神水之中，呈圆盘状，菲薄娇嫩，呈棕色，参理微密。中央圆孔称"瞳神"，具有展缩功能，如《银海精微》云："瞳仁（瞳神）之大小，随黄仁之展缩而变化，黄仁展则瞳仁小，黄仁缩则瞳神大。"

目为人之官窍，脏腑精气上灌于此，瞳神乃目窍的核心，亦为五脏六腑精气之所聚，可为反映五脏精气盛衰、功能常变。瞳神又称"眸子""瞳人""瞳仁""金井"，简称"瞳"，指黄仁中央之圆孔。瞳神由肾之精气升腾而成，在五轮学说中为水轮。乃先天之气所生，后天之气所成，阴阳之妙蕴，水火之精华，"气为运用，神则维持"。正常的瞳神，黑莹幽深，形圆端正，阳看则小，阴看则大，变化灵活。

《中国医学百科全书·中医眼科学》中记载黄精："悬于黄仁之后，瞳神之中，神水之内。"《目经大成》云："风轮下一圈收放者为金井，井内黑水为神膏……膏中有珠，澄澈而软，状类水晶棋子，曰'黄精'……均属乎肾。"黄精晶莹明澈，与瞳神共承视远察近之责。黄精调节失常，或质地改变，均可致视物昏暗。若黄精混浊且成内障，障蔽瞳神，神光不能发越，则不辨人物，仅见三光。

神水是包藏于眼内的水液，因其与瞳神精明相关而得名，元代倪维德的《原机启微》提出神水之名，但根据其所述，是指瞳神和晴珠。之后，明代王肯堂在《证治准绳》中明确了神水为眼内水液的内涵。神水又称"护睛水"。在黑睛之后、黄精之四周，神水明净澄澈，不易察见，有护养黑睛、瞳神、黄仁、黄精、神膏之功。神水被火邪蒸灼，则易失去明润清澈之性，而变混浊，甚则变为黄液。气机郁闭，脉道阻滞，神水瘀留，则眼珠胀硬，头目胀痛。

神膏在黄仁、黄精之后，为清莹黏稠之膏液。《审视瑶函》认为神膏为"目内包涵之膏液"，"此膏由胆中渗润精汁，升发于上，积而成者，方能涵养瞳神，此膏一衰，则瞳神有损"。《张氏医通·七窍门》中记载在金针开内障时，观察到年高卫气不固之患者，其神膏质地常稠而不黏。

"神光"一名，出于明代的《审视瑶函》其曰："神光者，谓目中自然能视之精华也。"说明"神光"指眼的视物辨色功能。《黄帝内经》中将视功能称"精明"。如《素问·脉要精微论》曰："夫精明者，所以视万物，别白黑，审短长。"由此可知，"神光"和"精明"概念相同，乃是两种不同之提法罢了。探讨"神光"的产生，也就是研究中医对视觉功能的认识。神光取决于人体命门火和心火的盛衰，以及肝胆之精气的充旺与否，如《审视瑶函·目为至宝论》云："夫神光原于命门，通于胆，发于心，皆火之用事。"

肝管是眼珠中濡润滋养眼睛的精、气、血、津液的通道。肝管一旦不通，则目内生养之源内绝而成痼疾，难于治疗，如《外台秘要》认为绿翳青盲类眼病"皆从内肝管缺，眼孔不通所致也。亦宜须初欲觉时，即速疗之"。

玄府又称元府，《黄帝内经》中的玄府是指汗孔，眼中之玄府指精、气、血、津液升降出入的通道。若玄府瘀滞，则目失滋养而减明，若玄府闭塞，则目无滋养而三光绝。玄府一词在《素问》中已有记载，指全身汗孔。刘河间在《素问玄机原病式》中发展其说，认为目、耳、鼻、舌均有玄府。书中记载："然皮肤之汗孔者，谓泄气液之孔窍也……然玄府者，无物不有……乃气出入升降之道路门户也……人之眼耳鼻舌身意神识，能为用者，皆由升降出入之通利也。有所闭塞者，不能为用也。若目无所见，耳无所闻，鼻不闻臭，舌不知味，筋痿骨痹，齿腐，毛发堕落，皮肤不仁，肠不能渗泄者，悉由热气怫郁，元府闭密，而致气液血脉，荣卫精神，不能升降出入故也。"

目系又称"眼系"，位于眼珠后部，裹撷筋骨血气之精，与经脉并行为系，向后与脑相连，眼之光华所见，最后皆经目系传导于脑。如《医林改错》云："两目即脑汁所生，两目系如线长于脑，所见之物归于脑。"目系病是中医眼科学中的重要病理概念，包含了急慢性视神经炎、缺血性视神经病变、视盘血管炎及视神经萎缩等多种视神经疾病。该类眼病病因复杂，常导致严重的视功能损害，甚至失明。把握目系病的病证特点和诊治思路，对发挥中医治疗目系病优势具有重要的理论与临床意义。

胞睑疾病属于外障范畴，治疗原则应着重脾胃，兼顾客邪。胞睑在上者称"上眼胞"，属脾；在下者称"下眼睑"，属胃。两者常合称为"胞睑"，又称"睑皮""眼睥""眼皮"等。胞睑为肌肉之精气升腾所成，在五轮学说中为肉轮。《灵枢·大惑论》谓："肌肉之精为约束。"张介宾云："约束，眼胞也，能开能阖，为肌肉之精。"胞睑之边缘为睑眩，又称"眼睫"。睑眩上下各生一排睫毛，与胞睑共同护卫眼珠，避免风尘外袭及汗水浸渍之害。胞睑辨证是状态辨治的重要组成部分，是观眼识病的进一步延伸，与生物全息论相互呼应。胞睑辨证主要内容包括：从眼睑浮肿部位和病程判别其脏腑归属；从胞睑充血状态辨识外感病不同阶段及病邪的寒热性质；从眼睑分泌物判断津液代谢障碍的原因。胞睑辨证是从局部辨别整体疾病的性质，从微观角度把握人体宏观生理、病理状态的辨证方法，是从状态辨识疾病的临床应用之一。

上下胞睑连接处称"眼眦"，属心，位于鼻侧者称"大眦"或"内眦"，位于颞侧者称"小眦""锐眦"或"外眦"。眼眦为血之精气升腾所成，在五轮学说中为血轮。又有大眦属君火、小眦属相火之分。

液道是泪液所出之处。液道开则哭泣泪下。如《灵枢·素问》中说："目者，宗脉之所聚也，上液之道也。故悲哀愁忧则心动。心动则五脏六腑皆摇，摇则宗脉感，宗脉感则液道开，液道开故泣涕出焉。"目之功能赖水谷精微所化之气血的濡养，若脾气虚弱，脾不主肉，则肌弱无力，约束无权，泪窍虚损，囊失虹吸，以致泪不归道，泪循无序。

泪腔常称"泪窍"，位于内眦部。上下眼弦近内眦处各有小孔窍一个，略隆起，贴附于白睛内眦部。泪腔与鼻窍相通，泪液由此排出。脾主运化水湿，指脾有促进水液代谢的作用。津液在目化为泪，为目外润泽之水。脾之健运，水液代谢正常，上渗于目之津液使目得濡养而不外溢。

眼带又称睛带，有牵转眼珠之功。人之二目能灵活运转，相配协调而不违，与眼带之舒缩功能有关。若眼带功能异常，则目珠运转失灵而偏视。

眼眶骨又名目眶，指容纳眼珠之骨性空腔之四壁，有保护眼珠的作用。骨性空腔呈锥形深凹，称"眼窠"。

二、五轮学说

把眼的五个部分——胞睑、两眦、白睛、黑睛、瞳神，分属于五脏，取其像车轮圆转运动之义而冠以"轮"字，名曰五轮。五轮即肉轮、气轮、血轮、风轮和水轮（图2-1）。主要内容是以脏腑、五行学说为指导，阐述五轮之生理功能，病理变化及相互关系。

五轮学说是眼与脏腑相应的学说，是中医眼科的基础理论。它将眼从外向内分为肉轮、血轮、气轮、风轮、水轮五个部分，分别内应脾、心、肺、肝、肾五脏，用来说明眼与机体内在的生理、病理联系。它是脏腑学说在眼科领域的延伸和发展，是中医眼科独特的理论之一，是指导眼科临床的重要理论和方法。

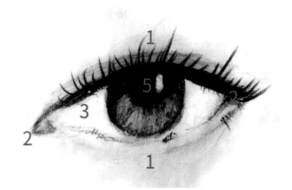

图 2-1　五轮示意图

注：1. 为胞睑，对应肉轮，内应脾；2. 为两眦，对应血轮，内应心；3. 为白睛，对应气轮，内应肺；4. 为黑睛，对应风轮，内应肝；5. 为瞳神，对应水轮，内应肾。

（一）五轮学说的源流与发展

1. 五轮学说的起源

五轮学说是在《黄帝内经》五行学说、藏象学说的影响下，通过同类比象、司外揣内、由里推表等方法推演而成。隋唐时期频繁的中外医学交流，特别是印度医学的地火风水四原质学说在五轮学说的起源中起到一定作用。我国现存医学著作中，"五轮"首见于宋代《太平圣惠方·眼论》。

五轮学说源于《黄帝内经》，《灵枢·大惑论》云："五脏六腑之精气，皆上注于目而为之精。精之窠为眼，骨之精为瞳子，筋之精为黑眼，血之精为络，其窠气之精为白眼，肌肉之精为约束，裹撷筋、骨、血、气之精而与脉并为系，上属于脑，后出于项中。"这一论述首先指出了眼的各个部分与脏腑的关系，为五轮学说的建立奠定了基础。

五轮的命名中，"轮"取眼球圆而运转之意。明代傅仁宇

《审视瑶函·五轮所属论》明确指出："五轮者，皆五脏之精华所发，名之曰轮，其像如车轮圆转，运动之意也。"清代顾锡的《银海精微·五轮解》更进一步认为："目有五轮，禀于五行，原于五脏，轮取圆转层护，犹之周庐环卫，以奠皇居也。"以上均概述了"轮"的含义：一指眼球形圆；二指眼球运动自如；三指眼球周围的结构组织对眼有护卫的作用。

2. 五轮与五行

五轮学说中的"五"原指五行中的木、火、土、金、水五种物质。古人认为，这五者为无形之气聚合而成的物质材料，其本原是元气。人体及自然界的各种物质根据自身属性特点，最终归为五大类。如五轮中的"风"和"水"为五行本名，风在五气中属肝，主木，黑睛属肝，该轮病变变化多、发展快，与"善行而数变"之"风"的特征相似，故称风轮。瞳神属肾，肾主骨，"骨之精为瞳子"，但在五行中肾又主水，为水脏，故称水轮。火在五气中属心，主血脉，故内外眦属血轮。土在五气中属脾，故上下胞睑属脾，脾主肌肉，为肉轮。金在五气中为肺所主，肺主气，白睛属肺，故称气轮。

3. 五轮与五脏

《黄帝内经》论述眼与脏腑的关系，从外观轮廓上将眼划分为几个不同的部位，分别与脏腑相连属。《灵枢·大惑论》中的"精之窠为眼，骨之精为瞳子，筋之精为黑睛，血之精为络，其窠气之精为白眼，肌肉之精为约束"已经将眼明确分为瞳子、黑睛、白睛、络、约束等。据《灵枢·九针论》"肝主筋"、《素问·五脏生成》"诸气者，皆属于肺"、《素问·宣明五气》"心主脉，肺主皮，肝主筋，脾主肉，肾主骨"等理论进一步分析联系，实际上已经将白睛分属于肺，黑睛分属于肝，瞳仁分属于肾，初步将眼与脏腑对应。明代楼英《医学纲目·目疾门》曰："此则眼具五脏六腑也，后世以内外眦属心，上下两睑属脾，白眼属肺，黑眼属肝，瞳子属肾，谓之五轮，盖本诸此也。"认为《黄帝内经》显现出五轮学说的雏形。因此将眼作为五官之一时，目为肝之窍，眼与肝关系密切，但将眼作为一个独立器官时候，白睛、黑睛、瞳仁又分属于不同脏腑。《黄帝内经》这种眼与脏腑关系的独特论述是建立在古代解剖实践、藏象学说、阴阳五行学说等理论基础上的，充分体现了中医学眼与全身密切相关的整体观念。

（二）五轮学说的形成

在《黄帝内经》五行学说、藏象学说基础上起源的五轮学说的雏形，经过历代医家的不断阐述、补充，逐渐形成较为完善的中医眼科学基础理论。唐代《刘皓眼论准的歌》把眼的五个部位与五脏联系："眼中赤翳血轮心，黑睛属肾水轮深，白睛属肺气轮应，肝应风轮位亦沉，总管肉轮脾脏应，两睑脾应病亦侵。"此书中将黑睛称为水轮，且在内无形，位置不够清楚；血轮的赤翳当为细小赤脉，亦未明确定位于两眦。

北宋初期《太平圣惠方·眼论》首先载入了刘皓的五轮论述，并对其内容做了多方面的补充改进，如将肾对应瞳仁改为配水轮，在该书明确指出："眼有五轮，风轮、血轮、气轮、水轮、肉轮，五轮应属五脏，随令之主也。肝者在脏为肝，其色青，其味酸，属东方甲乙木也，王于春，肝气通于目，左目属甲为阳，右眼属乙为阴，肝生风，眼者风轮也。虽有其名，形状难晓，与水轮相辅也。心者在脏为心，其色赤，其味苦，属南方丙丁火也。王于夏，心生血，眼有血轮也。血轮与肉轮相连。赤黑色是也，此轮忌针。脾者在脏为脾，其色黄，其味甘，属中央戊己土也，王于四季十八日，脾生肉，眼有肉轮也，肉轮在外，郁郁黄色也，今俗为白睛也。肺者，在脏为肺，其色白，其味辛，属西方庚辛金也，王于秋。肺生气，眼有气轮也。气轮在肉轮之下，隐而不见也。肾者，在脏为肾，其色黑，其味咸，属北方壬癸水也，王于冬。眼有水轮也，水轮在四轮之内，为四轮之母，能射光明，能明万物，今呼之瞳仁也。"这是通过《黄帝内经》中的五轮、五方、五色、五味医论来说明五轮与机体内在的生理、病理关系，但是在配位上混而不清。此书中关于五轮配位的突出之处是明确了水轮的定位，并对其功能阐述清晰。

南宋杨士瀛《仁斋直指方论·眼目方论》对五轮定位做了详细明确地论述："眼者，五脏六腑之精华……其首尾赤眦属心，其满眼白睛属肺，其乌睛圆大属肝，其上下肉轮属脾，而中间黑瞳一点如漆者，肾实主之。是虽五脏，各有证应，然论其所主，则瞳子之关系重焉。"这种五脏配属关系一直沿用至今。此书还就五脏虚实与五轮病证互相联系，提出"五脏各有证应"，充实了五轮证治理论。宋代的《银海精微》则将《刘皓眼论准的歌》中的五轮歌及与之相配的"五轮图式"与《仁斋直指方论·眼目方论》的五轮配属并列。由于《秘传眼科龙木论》是《龙木总论》与《葆光道人龙木集》的合订本，故其中收录的五轮学说内容也是《刘皓眼论准的歌》与《太平圣惠方》两种，对五轮的部位及所属经脉说法比较统一，初步形成了五轮学说的内容。元代危亦林《世医得效方·眼科总论》对五轮病因和证治的补充很有意义，使五轮理论逐步与临床实践相结合。

（三）五轮学说的内容

五轮的定位历代均有不同，自明以后逐渐趋于统一。综合历代医著五轮定位及其生理状态，归纳于下。

1. 肉轮

肉轮部位在胞睑，在眼珠之前方，分上下两部分，称上下胞睑，包括睑弦、睑内、约束等。在脏属脾，脾主肌肉，故称肉轮。脾与胃相表里，故肉轮疾患与脾胃功能之变化有关。胞睑有司开合、保护眼球之功能。

2. 血轮

血轮部位在两眦，即大、小眦，以及眦部血络、泪窍等，在脏属心，心主血，故称血轮。心与小肠相表里，故血轮疾患与心和小肠病变有关。两眦有润养眼珠和排泄泪液的作用。

3. 气轮

气轮部位在白睛，在脏属肺，肺主气，故称气轮。肺和大肠相表里，故白睛疾患与肺和大肠病变有关。白睛质地坚固致密，有护卫风、水轮之功。

4. 风轮

风轮部位在黑睛，其后方为黄仁及瞳仁，在脏属肝，肝主风，故称风轮。肝与胆相表里，故黑睛疾患与肝胆病变有关。黑睛有保卫涵养之功，故风轮有损，则祸及瞳仁。

5. 水轮

水轮部位在瞳仁，内有神水、晶珠、神膏、晴膜、视衣、目系等，在脏属肾，肾主水，故称水轮。肾与膀胱相表里，故水轮所属部位之疾患与肾和膀胱有关，瞳仁之功能为"司视觉"。

明代《审视瑶函·目为至宝论》云："瞳神乃先天之气所生，后天之气所成……血养水，水养膏，膏护瞳神。"又云："五轮之中，四轮不能视物，唯水轮普照无遗。"明确指出了水轮的生理功能及其在五轮中的重要性。

（四）五轮学说的发展

明代以后，在眼病证治中采用五轮学说者众多，五轮学说在定位、病因病机、证治等方面有所补充和发展。

1. 五轮定位的补充、发展

明代王肯堂《证治准绳·七窍门》在《仁斋直指方论·眼目方论》的基础上，将血轮的内外两眦分开，分别属于心与心包络。明代杨希洛、夏惟勤合编的《明目至宝》，将肉轮的上下两睑分开，分别配属于脾与胃。

《医学心悟·入门辨证诀》将肉轮配眼眶，血轮配红丝，气轮配白睛，水轮配瞳仁。五轮学说在明清及以后的发展过程中，以《仁斋直指方论·眼目方论》为基础加以补充的理论逐渐成为主流，得到多数医家的认可。

2. 五轮病因病机的发展

在《仁斋直指方论·眼目方论》中，已经有部分五轮病因病机的论述。《世医得效方·眼科》在此基础上分述五轮病因病机，其曰："风轮病，因喜怒不常，作劳用心，昼凝视远物，夜勤读细书，眼力既劳，风轮内损，其候眦头尤涩，睛内偏虚，视物不明，胞弦紧急，宜祛风药。血轮病，因忧愁思虑，悲喜烦劳，内动于心，外攻于目。其候赤筋缠眦，白障侵睛，胞瞳难开，昏暮多涩，日久不治，失明愈深，宜洗心凉血药。"明代徐春甫编著的《古今医统大全·眼科》对五轮病症又进行了补充修改，其曰："血轮病因心经火热惊恐所生，宜泻心凉肝，所病大小眦赤烂，多先浮翳。血灌瞳仁，大眦先赤，小眦后赤，皆属心。"

明代李延的《医学入门·杂病》除了将五轮分属五脏，还将经络与五轮相联系，如在论述肉轮病变时曰："肉之精曰肉轮，又上胞睑、内锐眦，系足太阳经脉。风证，轻者胞弦紧急，重者上下睑似朱涂而生疮，久则生翳，乃风热下。或眼皮如胶凝，肿似桃李，时出热泪，乃风毒也。”

3. 五轮病治疗的发展

五轮学说在形成之始即有辨证论治的记载，但不完整。如《龙树菩萨眼论》中说："若针损血轮，血随针出，不得止……"说明轮病针刺的宜忌。《太平圣惠方·眼论》中有轮病证候及证治相应脏腑的记载。《仁斋直指方论·眼目方论》则在列出各轮病症之后说明了用药规则，其曰："眼之为患，多生于热，其间用药，大抵以清心凉肝，调血顺气为先，有如肾家恶燥，设遇虚实证，亦不过以当归、地黄辈调养之，轻用温热药不可也……"

明代《明目至宝》在"太玄真人论眼病五轮所属"中详尽地列出了五轮证治："五轮者，肝属木，曰风轮，在眼为乌睛；心属火，曰血轮，在眼为二眥（同眦）；脾属土，曰肉轮，在眼为上下胞；肺属金，曰气轮，在眼为白睛；肾属水，曰水轮，在眼为瞳子。"

明代李延《医学入门·杂病》进一步将每轮病变分为虚实两类，每类均有方药。

明代王肯堂的《证治准绳·杂病》在五轮学说的发展上具有特殊意义，其将五轮、五脏、五行、五方、五色、天干、地支等结合起来论述，认为五轮为五行之精所生，并以五行生克说明轮间病变的病机变化。明确地从部位、生理、病理上说明了瞳神属肾，强调了它在五轮中的重要性："唯此一点烛照鉴视空阔无穷者，是曰水轮，内应于肾，北方壬癸亥子水也，其妙在三，胆汁肾气心神也。五轮之中四轮不鉴，唯瞳神乃照物者……或曰瞳神水也气也血也膏也，曰非也，非血非气非水非膏，乃先天之气所生，后天之气所成，阴阳之妙用，水火之精华……而午前则小，午后则大，亦随天地阴阳之运用也。"不但形象说明了"非血非气非水非膏"之瞳孔的功能，也阐述了能照视万物、空阔无穷的广义瞳神，即瞳孔后组织的重要功能。

明代傅仁宇的《审视瑶函》在《证治准绳·杂病》的基础上，撰写了"五轮所属论"与"五轮不可忽论"两篇专论，对五轮与五脏相应的标本关系在理论上做了较系统的阐述，为五轮学说的临床应用奠定了理论基础。

4. 五轮学说的现代研究

五轮学说在现代的眼科专著中受到多数学者的认可，如陆南山在《眼科临证录》中指出，中医眼科辨证的理论依据以五轮学说为主。陈达夫在《中医眼科六经法要》中指出，目病须分五轮，审八廓，辨六经。西医眼科专著中，上海第一医学院眼耳鼻喉医院眼科教研组编著的《眼科学》也详细评价了五轮学说，认为中医轮脏相关的学说用以指导诊治眼科疾病，确有一定的临床实用价值，并且特别强调了眼的局部病变和全身整体的关系在临床上具有重要的指导意义。

在现代中医眼科学教育中，五轮学说被列为眼科的一项重要内容加以讲授，同时用西医生理解剖名词充填于五轮之中，使其具有新的含义和内容。

（五）五轮学说的临床应用及其意义

五轮学说通过观察各轮外显症状推断相应脏腑内蕴的病变，进而拟定理法方药。历代中医医著对五轮辨证不断补充修改，现归纳如下。

1. 肉轮在脏属脾，脾与胃相表里

实证：胞睑红肿热痛，胞肿如桃，多属脾胃积热，兼紫赤

热结者夹有血瘀；若红肿痒痛湿烂，为风赤疮痍之类，多属脾经风热夹湿；若皮下生硬结，触之不痛，推之可移，肤色如常，属燥而风盛；若赤烂而腥秽，为热毒交炽；睑内颗粒累累，如花椒粟米，属椒疮、粟疮之类，多为脾胃湿热蕴积兼血热瘀滞。

虚证：胞睑浮肿，皮色光亮，不红不痛，如胞虚如球之类，多属脾虚有湿；胞轮振跳或瞬目频频，多属脾气虚而夹风；胞睑内色淡，多为脾虚血少；目劄，多为脾虚肝旺；上胞下垂，无力上举，多属中气不足、脾虚气陷。

在治疗上，尚需结合望闻问切，如实热证，多见苔黄、口臭、便秘、脉数，常用清胃散、银翘散、除湿汤之类；虚证常见身倦乏力、脉沉、舌淡等，治宜补脾益气，常用补中益气汤之类。

2. 血轮在脏属心，心与小肠相表

实证：两眦赤脉传睛，粗大深红，为心经实火；两眦赤脉隐现，色淡，为心经虚火；两眦赤脉如缕，胬肉攀睛，多属心肺风热、脉络瘀滞；内眦赤肿疼痛，为心经邪毒炽盛；两眦溢脓，不红不肿，为心经郁热夹湿。

虚症：两眦痒涩，泪下无时，泪水清稀，迎风流泪，多为心脾亏虚。

在治疗上，血轮实证，多见舌红、溲赤、脉数等，治以清心泻火，常用导赤散之类；血轮虚证，常见舌尖红、脉细、心烦少眠，用补心养血之法，方如归脾汤。

3. 气轮在脏属肺，肺与大肠相表里

实证：白睛赤脉弥漫，色泽鲜红，眵多胶黏，多为天行赤眼，属肺经实火；若赤脉粗大纡曲，色泽暗红，为热郁血滞；白睛暴赤，浮肿弥漫，状若鱼胝，泪热刺痛，多属暴风客热、风热毒邪犯肺；白睛结节，状如粟粒，赤脉环绕，为肺经郁热；

若扁平如豆，颜色暗红，触之疼痛，为肺经火毒郁结。

虚证：若白睛赤脉细小，色泽淡红，为肺经虚火；白睛淡红，疼痛不甚，时作时止，多为肺肾阴虚。

在治疗上，气轮实证，多用清肺泻火之法，方如泻肺饮、泻白散；虚证，多用养阴清肺之法，方如养阴清肺汤。

4. 风轮在脏属肝，肝与胆相表里

实证：黑睛星翳，色泽浮嫩，时隐时现，反复发作，多为聚星障，属肝经风热毒邪；若翳膜渐浮，中间凹陷，状如花瓣，色白或黄，甚者深陷如钉，属花翳白陷，为肝胆之火内炽；若翳黄浮嫩，状若凝脂，基底溃陷，境界不清，称凝脂翳，为肝胆实热火毒；若兼见风轮后黄液上冲，色黄或稠，剧痛难忍，为肝胆脾胃热毒壅盛；翳在黑睛深处，赤脉满布，行径如梳，为混睛障，为肝经风热毒邪兼血分有瘀。

虚证：若翳色灰暗浮软，白睛淡红，多属脾虚肝旺；翳不敛或时隐时现，为肝阴不足或气血不足；翳色固定，色白如瓷，边界清晰，属老翳、宿翳范畴。

在治疗上，风轮实证，多见口苦、咽干、苔黄、脉弦、畏光流泪、抱轮红赤，治宜清肝泻火、清利湿热，方如龙胆泻肝汤、三仁汤、新制柴连汤；虚证，多见纳呆消瘦、红赤不显、舌淡脉细，常用补肝明目法，方如羊肝丸、托里消毒散、六味地黄丸等；若遗留翳障，宜分新久，治以退翳明目，方如消翳汤、拨云退翳丸等。

5. 水轮在脏属肾，肾与膀胱相表里

实证：瞳神紧小或干缺不圆，目赤疼痛，为肝胆实热；瞳神散大变形，头昏脑胀，头疼如劈，眼痛如锥，属绿风内障，多为肝经实火。

虚证：瞳神干缺不圆，目微红隐痛，时轻时重，为肾阴不

足，虚火上炎；瞳神渐大，来势缓慢，视朦，多为青风内障，属肾阴不足；瞳仁内色白，视力渐减，为肾精虚弱，目失濡养，多属圆翳内障；瞳神正圆，视物昏朦，眼前黑影，视瞻昏渺，或视直如曲，多为湿浊上泛；若视力骤降，多属暴盲，有虚有实。

在治疗上，水轮病变最为复杂，需结合全身证候及内眼检查进行辨证。总的来说，实证多发病急、视力骤降，或局部红痛，兼口苦、咽干、便秘、苔黄、脉弦有力，如五风内障、瞳神紧小之类，治宜平肝泻火，方如柴胡清肝散、龙胆泻肝汤、羚角钩藤汤；虚证则视物昏花、腰酸耳鸣，治疗多用补益肝肾之法，方如六味地黄丸、加减驻景丸。

（六）五轮学说在眼病中的临床诊治指导意义

1. 五轮学说是眼与脏腑相关理论的重要组成部分

眼与脏腑的关系包括两个方面内容。一方面是《黄帝内经》的"五脏六腑之精气，皆上注于目而为之精"，这是从整体的角度认识眼与脏腑的关系，说明五脏六腑皆与眼有关。而五轮学说则是眼脏相关的另一方面，是根据中医学以五脏为中心的学术特点，从功能和部位相近的角度，把眼部组织划分为五个部分，并将其分别与五脏相配属，以认识眼的生理、病理。所以五轮学说是从划分部位的角度，进一步说明眼与脏腑的关系。由此可见，五轮学说与眼与脏腑关系的理论核心相同，并且互为补充，二者只是宏观与微观的区别，都有十分重要的临床意义。

2. 五轮学说是眼病的分类依据

五轮把眼部划分为胞睑、两眦、白睛、黑睛、瞳神五个部分，现代中医眼科学将其作为眼病分类的依据，如胞睑疾病、白睛疾病、黑睛疾病等，代表着各自的一大类眼病。有部分眼病涉及多轮或其他原因无法用五轮进行分类的，则归入其他眼病类或眼外伤类。

3. 五轮学说指导眼病的辨证论治

五轮学说临床意义的重要之处，还在于其指导眼病的辨证论治。五轮分别与所属脏腑相应，轮为标，脏为本。轮之有症，可测脏腑之病理改变，脏之有病，可现于轮。临床辨证论治中，由于五轮学说的运用，使脏腑辨证及病因辨证能恰当地运用于眼病的证治。如红眼病的暴发红赤，痒涩眵泪，红赤眵泪为热，病急痒涩为风，知其病因为风热，根据五轮学说白睛属肺，即可辨证为肺经风热；凝脂翳中的实热证，因黑睛属肝称风轮，故辨为肝经实热，用龙胆泻肝汤。在强调五轮学说指导辨证论治的同时，还要注意五轮与五脏的分属，不可分割开来，切勿机械地理解。生、克、乘、侮相互传变，相互影响，多轮病变常有发生，况且还有实则泻其子、虚则补其母、安其未受邪之地等理论。临床上的病情千变万化，错综复杂，必须全面分析，才能得出正确结论，采用恰当措施。尤其是对于水轮病变，既要从肾论治，又要兼顾肝肾的密切关系，还要结合不同的眼病，采用不同方药，而不是单从肾治。但水轮病变的后期，为了明目，往往从肝肾着手，这又要从水轮属肾、肝主藏血、肾主藏精方向理解其证治。

第三章　中医眼科疾病的病名与释义

　　本章主要介绍中医眼科疾病的病名与释义，其编写顺序以五轮学说为主，包括外眼病、内眼病、眼珠疾病、外伤性眼病及与全身有关的眼病。本书所列的肉轮眼病包括针眼，睑硬睛疼，胞肿如桃，胞虚如毬，眼丹，睑弦赤烂，迎风赤烂，眦帷赤烂，胎风赤烂，风赤疮痍，实热生疮，眼胞痰核，上胞下垂，胞睑振跳，风牵出睑，风牵㖞斜，睥翻黏睑，目劄，目痒，时复证，鱼子石榴，睑内结石，椒疮，粟疮，胞肉胶凝，睥急紧小，倒睫拳毛，睥肉黏轮；血轮眼病包括迎风流泪，无时泪下，漏睛疮，窍漏，大眦漏，小眦漏；气轮眼病包括白涩证，天行赤眼，暴风客热，赤丝虬脉，气壅如痰，金疳，目珠管，白睛溢血，状如鱼胞，瘀血灌睛，形如虾座，状如悬胆，气轮枯落，赤脉贯睛，胬肉攀睛，流金凌木，火疳，白珠俱青，赤痛如邪，偏漏，赤膜下垂，血翳包睛，抱轮红，神水将枯，黄油障；风轮眼病包括风轮赤豆，天行赤眼暴翳，暴露赤眼生翳，银星独见，聚星障，聚开障，混睛障，偃月侵睛，花翳白陷，凝脂翳，黑翳如珠，蟹睛，斑脂翳，正漏，旋螺尖起，宿翳，玉翳浮瞒；水轮眼病包括黄液上冲，瞳神紧小，目赤如鸠眼（狐惑），瞳神干缺，瞳神散大，通瞳，重瞳，血灌瞳神，内障，圆翳内障，胎患内障，惊振内障，神珠自胀，目晕，五风变内障，青风内障，绿风内障，黄风内障，黑风内障，乌风内障，雷头风，左右偏头风，眉棱骨痛，视瞻昏渺，睛黄视渺，干涩昏花，坐起生花，萤星满目，云雾移睛，妄见，视直如曲，视小为大、视大为小，视正反斜，视瞻有色，视物易色，视定若动，视物颠倒，神光自见，黑夜睛明，视一为二，暴盲，青盲，小儿青盲，肝虚雀目，高风雀目，能近怯远，能远怯近。

一、肉轮眼病

1. 针眼

【概念】

针眼是胞睑边缘生疖，形如麦粒，红肿痒痛，易成脓破溃的眼病，民间常以针刺破出脓或针挑背上红点而愈。

【出处】

本病名首见于《医宗金鉴》。针眼亦称"偷针"，《诸病源候论·目病诸候》云："人有眼内眦头忽结成疱，三五日间，便生脓汁，世呼为偷针。"又称"土疳"（《证治准绳》）、"土疡"（《目经大成》）、"睑生偷针"（《银海精微》）。

【病因病机】

针眼因外感风热，客于睑肤之间，结聚而成；或因过食辛辣炙煿，脾胃蕴热，阳明经多气多血，热蕴则气血瘀滞，阻于胞睑而发病；或因饥饱不节，劳倦所伤，致使脾胃不健，不能生精化血，气虚血少，感邪而致；或因无力疏通血脉，邪气留恋所致。初起胞睑某部微红微肿，刺痒不舒，继而硬结隆起，形似麦粒，三五日后，便生脓汁，轻者硬结较细，可自行消散，或自溃热散而愈。重则焮赤肿痛，拒按，脓汁渐成，溃后脓出，诸症悉减而愈。发于眦头者，烧痛较剧，可见白睛红赤浮壅。亦有溃后睑弦变形，导致皮翻症。如用手挤压，或未成脓即针破或切开，可致热毒扩散，造成胞睑周围及面部漫肿，甚则痛及头脑，或出现鹘眼凝睛、疔疮走黄之凶症。

【鉴别诊断】

（1）胞肿如桃：胞睑皮肤红赤，高肿难睁，状如桃李，肿痛拒按，白睛赤肿。

（2）眼丹：发病部位同针眼，较眼丹病势凶猛，眼睑赤痛漫肿，质硬拒按，常有恶寒发热、头痛等全身症状。

（3）胞生痰核：胞睑内生硬核，但肤色正常，触之不痛。

【西医病名】

针眼相当于西医学的睑腺炎。

2. 睑硬睛疼

【概念】

睑硬睛疼是胞睑肿硬，目珠沙涩疼痛的眼病。

【出处】

本病名见于《秘传眼科龙木论》，其云："此眼初患之时，胞睑赤胀，肿硬难开，泪出疼痛，还从一眼先患，后乃相牵俱损，渐生翳膜，昏暗，皆是膈中积肝脏风毒，上冲入眼。"

【病因病机】

睑硬睛疼因肝经积热，外感风邪，引热上冲，风热互结，导致气血壅滞于胞睑而肿硬，风热郁于目珠而涩痛；或素有脾胃湿热，聚湿生痰，郁而化火，火痰搏结，导致气血凝滞于脾而肿硬，目因火击而痛。此症不论有障无障，初患之时，稍觉痛胀，或睑内颗粒累累，久则胞睑赤胀肿硬，目珠沙涩疼痛，或白睛红赤，或翳膜遮睛，甚则发展为肿胀如杯、瘀血贯睛等重症。

【鉴别诊断】

（1）胞肿如桃：胞睑皮肤红赤，高肿难睁，肿痛拒按，白睛赤肿。

（2）眼丹：眼丹病势凶猛，眼睑赤痛漫肿，质硬拒按，常有恶寒发热、头痛等全身症状。

【西医病名】

睑硬睛疼相当于西医学的蜂窝组织炎。

3. 胞肿如桃

【概念】

胞肿如桃是胞睑高度红肿、疼痛，其状如桃的眼病。

【出处】

本病名见于《银海精微》，早在《诸病源候论·目病诸候》中有相关论述。又称"肿胀如杯"（《证治准绳》）、"覆杯"（《目经大成》）。

【病因病机】

胞肿如桃因恣食辛辣炙煿，脾肺积热，邪客胞睑，瘀阻脉络而掀赤胀起；或因肝经实火传脾，火盛而风必旺，风火壅于胞睑，致胞睑封合难开。《证治准绳·七窍门》云："谓目赤痛，睥胀如杯覆也，是邪在木火之有余，盖木克土，火生土，今肝邪实而传脾土。"初患之时，胞睑红肿，珠痛稍缓，目涩泪热，白睛红赤，渐则胞睑赤肿，胀起如覆杯，不能翻转，疼痛拒按，灼热喜凉，重者痛连头脑，瘀血贯睛。

【鉴别诊断】

（1）胞虚如毬：胞睑虚肿浮起，不红不痛，皮色如常。

（2）睑硬睛疼：胞睑肿硬，目珠沙涩疼痛。

【西医病名】

胞肿如桃相当于西医学的眼睑炎性水肿。

4. 胞虚如毬

【概念】

胞虚如毬是脾虚气弱，水湿上泛，胞睑虚肿如球的眼病。

【出处】

本病名又称"脾虚如毬"（《证治准绳》）、"悬毬"（《目经大成》）。

【病因病机】

胞虚如毬多为两侧同病，亦可见于水肿病患者。因脾胃气虚，运化失职，水湿积聚，浊气上泛，而致上胞浮肿；或因脾虚湿郁化火，虚火上壅于气分而致胞睑虚浮微红；或因脾胃虚弱，精微不能化生，气血衰少，不能充养胞睑，而致胞睑虚肿泛起。本病初起目内并无别病，无赤肿疼痛，但见上胞虚肿若球，皮色不变，软而喜按，如以手掌擦热，拭之渐消，但很快恢复如故。日久胞睑或红，白睛微见赤丝，甚至可有流泪与睑眦赤烂之候。

【鉴别诊断】

胞肿如桃：胞虚如毬与胞肿如桃同属肉轮病，需加以鉴别。前者属气分之虚证，多两侧同病；后者胞睑红肿、疼痛、坚硬拒按，眼球赤痛，或生翳膜，属血分之实证。《证治准绳·七窍门》云："脾虚如毬，谓目脾浮肿如毬状也。目尚无别病，久则始有赤丝乱脉之患，火重甚，皮或红，目不痛，湿痰与火夹搏者，则有泪，有眦烂之候，乃火在气分之虚证，不可误认为肿如杯覆血分之实证。以两手掌擦热，拭之少平，顷复如故，可见其血不足而虚火壅于气分也。"

【西医病名】

胞虚如毬相当于西医学的眼睑非炎性水肿。

5. 眼丹

【概念】

眼丹是胞睑肿硬热痛，红肿如涂丹，痛如火灼的眼病。

【出处】

本病名首见于《疮疡全书》，但在《外科启玄》中描述比较具体，其云："凡眼胞属脾胃，谓之肉轮，如赤肿甚，不作脓，谓之眼丹。"

【病因病机】

眼丹多因过食辛辣炙煿、肥甘燥热之品，脾胃热毒内蕴，复感风邪，导致风热搏于胞睑，结为赤肿；或因心事烦沉，忿怒暴悖，久郁化火，心肝积热，火毒上冲于目窍，壅聚胞睑而致病。病之初起，眼胞微浮，继之赤痛漫肿，边界不清，触之肿硬，疼痛拒按，重者可延及颜面，耳前或颌下起肿核。常伴有恶寒发热、头痛等症状。

【鉴别诊断】

针眼：两者皆为风热邪毒客于胞睑所致。针眼病灶局限；眼丹病灶可弥散于整个胞睑，常伴寒热、头痛等症状，病势笃重，若失治误治可危及生命。

【西医病名】

眼丹相当于西医学的眼睑蜂窝组织炎、眼睑丹毒。

6. 睑弦赤烂

【概念】

睑弦赤烂是以胞睑边缘赤烂而痒为特征的眼病。

【出处】

《证治准绳》中称本病为"风弦赤烂"，又称"烂弦风睑"（《古今医统大全》）、"风沿烂眼"（《眼科菁华录》）。

【病因病机】

睑弦赤烂与脾胃相关，《仁斋直指方论》曰："眼者，五脏六腑之精华……其上下肉胞属脾。"本病多为风、湿、热三邪发而为病。《审视瑶函》曰："湿热盛而目睛黄色，风热盛而眼沿赤烂。"《诸病源候论》曰："风热之气伤于目，而眦睑皆赤烂，见风弥甚。"因此本病发生多与外感风邪及脾胃湿热相关。临床上常因外感风热，伤于睑眦，与津液相搏，致睑弦赤烂；或因血少生燥，风邪留恋而发病，表现为干痒不休；亦可因嗜食辛辣肥甘，脾土湿热蕴结，复感风邪，郁于胞睑而发病；或因大病之后，饮食不节，脾土虚衰不能化湿，浊气上泛，以致胞弦糜烂流水。亦有因其他眼病继发本病者，如椒疮、粟疮、黑睛生翳，眵泪浸渍，蚀腐睑弦日久不愈，以致烂弦倒睫，引入风邪所致。

【鉴别诊断】

风赤疮痍：两者都因脾胃湿热与外感风邪相搏于胞睑，而致胞睑皮肤红赤、痒痛时作。睑弦赤烂病位在胞睑边缘，表现为睑弦溃烂或脱屑，睫毛稀疏或脱落，甚至秃睫；风赤疮痍可致胞睑皮肤红赤，局部水疱、脓疱，甚至溃破流水，病变可扩展至附近皮肤及脸颊。

【西医病名】

风赤疮痍相当于西医学的鳞屑性、溃疡性、眦角性睑缘炎。

7. 迎风赤烂

【概念】

迎风赤烂是睑弦受风邪而赤烂的眼病。

【出处】

本病名见于《证治准绳》。

【病因病机】

《审视瑶函》云："迎风赤烂邪在肝，因虚被克木相传，久不愈兮成赤烂，赤烂风弦治又难。此症谓目不论何风，见之则赤烂，无风则好者，与风弦赤烂，入脾络之深者不同，夫风属木，木强土弱，弱则易侵，则邪引邪，内外夹攻，土受木克，是以有风，其病无风则愈。赤烂者土木之病也，赤者木中火症，烂者土之湿症。"《诸病源候论》在"目风赤候"中谓："目者肝之窍，风热在内乘肝，其气外冲于目，故见风泪出，目睑眦赤。"结合临床归纳本病多因脾弱肝强，木克脾土，湿热内蕴，引入风邪，内外夹攻而发病。症见迎风目痒而泪出、睑弦赤烂，无风则诸症渐愈。

【鉴别诊断】

睑弦赤烂：迎风赤烂因虚引邪，有风则病，邪轻病位浅，症状轻而易愈；睑弦赤烂则为邪气深入脾络，结于胞睑，邪重而病位深，症状较重且顽固难治。但本病久延不治，可发展为睑弦赤烂。

【西医病名】

迎风赤烂相当于西医学的睑缘炎。

8. 眦帏赤烂

【概念】

眦帏赤烂是眦部赤烂的眼病。

【出处】

本病名见于《审视瑶函》，又称"眦赤烂"（《证治准绳》）。

【病因病机】

《诸病源候论·目病诸候》中描述本病病因："此由冒触风日，风热之气伤于目，而眦睑皆赤烂，见风弥甚，世亦云风眼。"本病多为双眼同病。根据五轮学说，大小眦属心，故本病与心有关，临床上多因劳心竭视，忧郁忿悸，心火上炎而致；或因嗜酒、食膏粱厚味、哭泣过多、冒火冲烟，心脾湿热熏蒸又外感风邪，诸邪停于两眦所致。

【鉴别诊断】

胎风赤烂：两者均以睑弦红赤、溃烂、痒痛为特征。眦帷赤烂病程长，双眼发病，与风、湿、热相关；胎风赤烂病发于婴儿，见婴儿胞睑赤烂。

【西医病名】

眦帷赤烂相当于西医学的眦部睑缘炎。

9. 胎风赤烂

【概念】

胎风赤烂是婴幼儿患胞睑赤烂的眼病。

【出处】

本病名最早见于《银海精微》。

【病因病机】

《诸病源候论·目病诸候》中描述本病病因："胎赤者，是人初生洗目不净，令秽汁浸渍于眦，使睑赤烂至大不瘥。"其因有三，发生于初生之时者，多因分娩时血露入眼，不洁之物污染胞睑眦部所致；发生于三四个月时者，多因胎毒所致，即胎儿在母腹中时，其母不知忌口，多食五辛之类，或父母淫欲无度，以致邪毒传移胞脏；发生于哺乳过程时者，多因哺乳过程中乳汁冲入儿眼，风热之邪随之而入所致。

【鉴别诊断】

眦帷赤烂；两者均为胞睑赤烂眼病。眦帷赤烂好发于两眦，甚至眦部睑弦皮肤破裂出血；胎风赤烂仅发于婴幼儿胞睑，易于鉴别。

【西医病名】

胎风赤烂相当于西医学的婴儿睑缘炎。

10. 风赤疮痍

【概念】

风赤疮痍是胞睑皮肤红赤似朱砂，灼热疼痛，起细疹或水疱，甚则渗水糜烂、满目疮痍的眼病。

【出处】

本病名见于《秘传眼科龙木论》。

【病因病机】

《秘传眼科龙木论》云："风赤生于脾脏家，疮生面睑似朱砂，乌珠洁净未为事。"本病多因饮食不节，过食辛辣，脾胃蕴热，复感风邪，引动内热，上攻于目，肉轮属脾，风热相搏，诸邪客于胞睑而致病；亦可因脾胃湿热熏蒸，外感风邪，风、湿、热三者瘀滞于血分，蕴于胞睑皮肤所致；或因素体内热较重，兼食腥发之物，胃中伏热上攻肉轮所致；或因外用某些药物，皮肤接触毒物，内外合邪，浸淫肌肤所致。此外，亦可因睑弦赤烂、椒疮、粟疮，其眵日久浸渍胞睑，感受毒邪而成。

【鉴别诊断】

胞生痰核：两者病位均位于胞睑。胞生痰核为痰、湿、热瘀滞胞睑脉络，发为肿核，位于皮里肉外或睑内，病程长，不生脓，不波及他轮，预后好；风赤疮痍为风、湿、热相搏于胞睑皮肤，红痒痛，生有水疱，溃破后流水，可波及周围皮肤面颊，病程长短不一，预后不定，可资鉴别。

【西医病名】

风赤疮痍相当于西医学的眼睑皮炎、眼睑湿疹、眼部带状疱疹。

11. 实热生疮

【概念】

实热生疮是因实热壅滞，导致胞睑生疮，红赤肿痛，甚至腐肉成脓的眼病。

【出处】

本病名见于《证治准绳》。

【病因病机】

《证治准绳》载有"实热生疮证"，其曰："轻重不等，痛痒不同。重则有堆积高厚，紫血脓烂而腥臭者，乃气血不和，火实之邪，血分之热尤重。"实热生疮亦可为头面或全身诸疮的一部分。本病因多食辛辣，脾胃郁热，热气蕴于肌肤，肌膜开泄，复感风湿之邪，风湿热结，停于胞睑，气血凝滞而发病；或因心事烦扰，心火内发，火性上炎而发病；亦可因性躁易怒，气血不和，肝火上炎，火盛而发病；或因脏腑热毒内蕴，结于三阳经络，火实之邪密闭于腠理，气滞血壅而发病。本病表现形式各异，轻重不等，痛痒不同，初起眼发痒涩痛，继之可见胞睑皮肤、睑弦、眦角生疮，疮可为水疱、脓疱、血疱，其状可呈蛇形，或沿经络而长。重则胞睑焮赤肿痛，溃烂流水，或流脓汁，或结脓痂血痂，或毒水流淌所经之处，又结成疮，甚至可侵及眼眶及颜面皮肤。

【鉴别诊断】

眼丹：眼丹因风热搏于胞睑所致，除了眼睑红肿疼痛，还多伴有头痛、恶寒发热，严重者可能出现眼球运动障碍或眼球突出、眼睑闭合不全，甚至感染向颅内扩散。实热生疮因实热壅滞导致胞睑生疮，若治疗不及时，可发展为眼丹。

【西医病名】

实热生疮相当于西医学睑腺炎、急性泪囊炎、急性泪腺炎、眼睑疖的部分病变过程。

12. 眼胞痰核

【概念】

眼胞痰核是眼胞内生硬核如豆，皮色不变，不痛不痒的眼病。

【出处】

本病名见于《医宗金鉴·外科心法要诀》，又称"睥生痰核"（《证治准绳》）、"目疣"（《审视瑶函》）、"痰核"（《目经大成》）、"眼瘤"（《眼科纂要》）。

【病因病机】

《医宗金鉴·外科心法要诀》云："此症结于上下眼胞，皮里肉外，其形大者如枣，小者如豆，推之移动，皮色如常，硬肿不疼。"眼胞痰核多发于上胞，亦有生于下睑者。多因恣食辛辣炙煿，脾胃蕴热与痰湿混结，阻塞经络，结于胞睑而成。

【鉴别诊断】

针眼：两者有部分相似之处。针眼为邪热搏于血脉，上攻眼目，发于睑眦而得，虽患处可触及硬结，但同时伴有红、肿、热、痛，压痛明显，顶端可见黄白色脓头，后期破溃后症状缓解。眼胞痰核为痰火结滞所成，病程缓慢，多无明显症状。

【西医病名】

眼胞痰核相当于西医学的睑板腺囊肿。

13. 上胞下垂

【概念】

上胞下垂是上胞无力抬举，下垂影响瞻视的眼病。

【出处】

上胞下垂又名"睢目"（《诸病源候论》）、"眼睑垂缓"（《圣济总录》）、"睑废"（《目经大成》）、"眼皮下垂"（《眼科切要》）。

【病因病机】

上胞下垂多因气血不足，荣卫不和，致肤腠开疏，感受风邪，客于上胞而低垂；或因脾气虚弱，阳气不升，致睑肤约束无力。《诸病源候论》云："血气虚则肤腠开而受风，风客于睑肤之间，所以其皮缓纵，垂覆于目，则不能开。"本病胞睑不红不肿，眼珠如常，唯见一眼或双眼上胞低垂，覆盖黑睛，启睑无力，影响瞻视，每需仰首皱额以助开睑，甚则以手拈起眼皮方能视物。

【鉴别诊断】

（1）目闭不开：上下眼睑紧闭，不能自然开睁。

（2）椒疮：椒疮重症时，因胞睑肥厚而致上胞重坠难开。

（3）年老睑皮下垂：年老者，因睑肤松弛而睑皮下垂，不属本病范畴。

【西医病名】

上胞下垂相当于西医学的上睑下垂。本病有先天性、后天性两种，先天性目前主张手术治疗；后天性有动眼神经麻痹性、交感神经麻痹性、机械性、外伤性、重症肌无力性、手术后五种情况。

14. 胞睑振跳

【概念】

胞睑振跳是胞睑肌肤不随人意，不自主牵拽跳动的眼病。

【出处】

本病名又称"睥轮振跳"（《证治准绳》）、"目睛瞤动"（《审视瑶函》）、"胞轮振跳"（《眼科菁华录》）。

【病因病机】

本病上下胞睑均可发生，多见于成人。多因血虚气不顺，营卫失调，胞睑筋脉失养而致；或因血虚生风，风性动摇，上犯胞睑而致；或因肝阴不足，风火内生，筋惕肉瞤而致。如《证治准绳·七窍门》云："谓目脾不待人之开合而自牵拽振跳也。乃气分之病，属肝脾二经络牵振之患，人皆呼为风，殊不知血虚而气不顺，非纯风也。"

【鉴别诊断】

目劄：二者有部分相似之处。目劄为肝有风也，风入于目所致，"上下左右如风吹，不轻不重而不能任"，常伴有目痒、视物疲劳，或白睛红赤等；上下胞睑常由风热外袭，入侵经络，或气血衰弱，筋脉失养，血虚生风所致，上、下胞睑均可发生，但以上胞多见，可单眼或双眼发病。

【西医病名】

胞睑振跳相当于西医学的眼轮匝肌抽搐引起的眼睑痉挛。

15. 风牵出睑

【概念】

风牵出睑是因下睑感受风邪，致眼皮紧急而向外翻出的眼病。

【出处】

本病名见于《银海精微》，又称"风牵睑出"（《世医得效方》）、"风吹出睑"（《疡医大全》）、"地倾"（《目经大成》）。

【病因病机】

风牵出睑因风邪侵袭，致胞睑受邪，筋拽皮紧而向外翻出；或因脾胃积热，复感风邪，致壅毒于睑而皮急肉壅。《银海精微》云："风牵出睑者，脾胃受风，壅毒出胞睑之间。睑受风而皮紧，脾受风则肉壅，此皮紧肉壅风牵出睑，泪出汪汪，无分四季，此土陷不能隐水也。"其症轻则下睑微倾向外，重则外翻而露赤肉，且烂，多眵多泪，因泪水浸渍而易致睑弦赤烂，若目闭不全可致暴露赤眼生翳等。

【鉴别诊断】

（1）口眼㖞斜：两者皆风邪侵袭所致。但口眼㖞斜症见皮肉松缓及口眼㖞斜。

（2）年老胞睑轻翻：年老者因眼皮松弛而见胞睑轻微翻出，不属本病范畴。

【西医病名】

风牵出睑相当于西医学中麻痹性睑外翻，常由面神经麻痹引起。

16. 风牵㖞斜

【概念】

风牵㖞斜与风牵出睑同，指全身或颜面局部疾病所致的口眼㖞斜。

【出处】

本病名见于《银海精微》，又称"风引㖞斜"（《目经大成》）、"风牵㖞僻"（《眼科易知》）、"风牵㖞偏外障"（《秘传眼科龙木论》）、"风起㖞偏"（《世医得效方》）。

【病因病机】

风牵㖞斜多因风痰壅盛，气血逆乱，元神被扰，经脉痹阻所致。《秘传眼科七十二症全书》中谓此病："脾胃虚，房事不节，脾胃有毒，夜卧多疾，或醉饱坐卧，当风贪凉，左右忽受风牵㖞斜，眼中亦痒，时时颤动，其眼血丝四起，瞳仁不开大，视物蒙蒙，甚至半身不遂。"《医学纲目·口眼㖞斜》云："凡半身不遂者，必口眼㖞斜，亦有无半身不遂之症而㖞斜者。"说明①单纯的口眼㖞斜，多由正气不足，络脉空虚，卫外不固，风寒乘虚入中脉络，气血痹阻所致；②卒中兼见口眼㖞斜。《证治要诀》云："中风之证，卒然晕倒不知人，或痰涎壅盛，咽喉作响，或口眼㖞斜，手足瘫痪，或半身不遂，或舌强不语。"

【鉴别诊断】

目偏斜：两者有部分相似之处，均可见目珠偏离正位。目偏斜者为脏腑虚而风邪入于目，瞳子被风所射，而致睛不正、偏视，此患有从小而得者，亦有长大方病者，可见发病急骤，视一为二，头晕目眩，恶心呕吐，步履不稳，倾头瞻视。风牵㖞斜除目珠斜偏于一侧外，常伴有腮、口唇、眼睑相牵颤动，语言不利，口角流涎，进食不便，眼、唇及面颊向健侧偏斜，患侧额纹消失，眉毛下垂，耸眉皱额无力，下睑外翻，胞睑闭合不全，还可见头目眩晕，甚则半身不遂。

【西医病名】

风牵㖞斜相当于西医学的麻痹性斜视、面神经麻痹、中风等。

17. 睥翻黏睑

【概念】

睥翻黏睑是眼皮外翻黏于睑外皮肤，难以复转的眼病。

【出处】

本病名见于《证治准绳》，其曰："乃睥翻转贴在外睑之上，如舌舔唇之状。乃气滞血涌于内，皮急系吊于外，故不能复转。"又称"皮翻证"（《医宗金鉴·外科心法要诀》）。

【病因病机】

睥翻黏睑多因痈疽、眼丹、睑漏等病遗留瘢痕所致；或因胞睑外伤、烧伤后导致气血凝滞，肌腠结瘢收缩，而牵吊翻睑于外。症见眼皮反翻贴于外睑之上，色红如舌舔唇之状，时时流泪，或迎风泪出，并因胞睑不能闭合而变生他证，如白睛红赤、黑睛生翳等，还可因泪液浸渍而致睑弦赤烂，风赤疮痍。

【鉴别诊断】

风牵出睑：风牵出睑因风邪所中，致睑肤松弛，其睑外翻未黏肤，亦无瘢痕可见。睥翻黏睑有黏肤、瘢痕，用针药难以奏效，多用手术治疗。

【西医病名】

睥翻黏睑相当于西医学的瘢痕性睑外翻、老年性睑外翻等。

18. 目劄

【概念】

目劄是两目胞睑频频眨动的眼病。

【出处】

本病名见于《证治准绳》，又称"目连札"（《幼幼集成》）、"小儿两目连劄"（《眼科阐微》）、"小儿劄目"（《眼科菁华录》）。

【病因病机】

白涩症及小儿疳疾上目初期多伴有此病。目劄多因小儿饮食偏嗜，损伤脾胃，以致脾虚运化失职，不能输精于目所致；或因食郁虫积，郁热生风，肝风上扰所致；还可因阴虚火炎，灼伤津液，目失滋养所致。

【鉴别诊断】

疳眼证：小儿目劄，且雀目、畏光等症明显，为疳疾上目，属疳眼证范畴。

【西医病名】

目劄相当于西医学因维生素 A 缺乏引起的结角膜上皮干燥及角膜上皮点状脱失、慢性结膜炎、干眼等。

19. 目痒

【概念】

目痒是目内外作痒，甚或若虫爬行，痒极难忍的眼病。

【出处】

本病名见于《外台秘要》，又称"眼痒极难忍外障"（《秘传眼科龙木论》）、"痒极难忍"（《世医得效方》）、"眼内风痒"

（《银海精微》）、"痒若虫行证"（《证治准绳》）。

【病因病机】

目痒多因风邪侵袭所致，风为阳邪，最易犯目，风性善动，发而为痒；或因气血亏虚，血虚气动，虚风升扰于目所致；或因阴虚血亏，虚火入络生风，内风升扰于目所致；亦可因火毒等邪犯目，邪退火息，气血得行，脉络通畅所致。正如《证治准绳·七窍门》谓："病源非一，有风邪之痒，有血虚气动之痒，有虚火入络，邪气行动之痒，有邪退火息，气血得行，脉络通畅而痒。"若目中偶尔作痒或因外障眼疾导致的目痒，不属本病症范围。

【鉴别诊断】

时复证：两者均可见白睛红赤，奇痒难忍。时复症周期性发作，一般春夏季发病，秋冬缓解。目痒由风、火、湿、热、血虚，以及邪退正复、气血得行引起，故可鉴别。

【西医病名】

目痒相当于西医学的春季卡他性结膜炎、过敏性结膜炎等。

20. 时复证

【概念】

时复证是发病时目痒难忍，发于一定季节，过时而愈或不治自愈，呈周期性反复发作的眼病。

【出处】

本病名见于《证治准绳》。

【病因病机】

时复证一般春夏季发病，秋冬缓解，多因素体湿热内蕴，或有风热湿邪兼夹，正邪搏击，不得发散，应时而发；或因素体阴虚，外邪激发，至期即病。如《证治准绳》曰："谓目病不治，忍待自愈，或治失其宜，有犯禁戒，伤其脉络，遂致深入，又不治之，致搏夹不得发散之故。或年之月，月之日，如花如潮，至期而发，至期而愈。"症之轻者，眼干涩不舒，或眼痒不适，白睛淡红；重则痒极难忍，在胞睑内面可见扁平颗粒连缀而生，或在黑睛与白睛交界之际，有褐黄色隆起。在秋冬发病者，一般病情较轻。

【鉴别诊断】

目痒：两者均可见白睛红赤，奇痒难忍。时复证每年至期而发，期过而缓，或不治自愈，次年再发，呈周期性反复发作，故可鉴别。

【西医病名】

时复证相当于西医学的春季结膜炎，属变态反应性结膜炎。

21. 鱼子石榴

【概念】

鱼子石榴是白睛或黑睛上赘生淡红色颗粒，密集如鱼子，或似石榴绽露于房的眼病。

【出处】

本病名见于《证治准绳》，"若以细颗丛萃为主者"，该书又称"鱼子障"。其状如榴子者，则称"石榴翳"(《眼科百问》)。

【病因病机】

鱼子石榴多因嗜食辛辣炙煿及嗜酒，伤损脾肺，致脾肺积热成毒，瘀滞所成。初起眼睛沙涩不爽，重者磨损睛珠，疼痛畏光，发病时，在白睛或黑睛上，可见肉状颗粒，丛聚累累，小者状如鱼子，大者似石榴，色淡白或淡红，轻者可限于一处，重者可障满睛珠，不能视物。本病为目病之恶候，《审视瑶函》谓："其状一片，外面累颗聚萃而生，或淡红，或淡白色，状如榴子绽露于房。其病红肉颗，或四或六或八，四角生来，障满睛珠，视亦不见。"

【鉴别诊断】

（1）玉粒分经：形如玉粒，非肉颗之状，常为独颗而且易于治疗。

（2）聚星障：生于黑睛之上，细小丛生，色白微黄或略凹陷，可资鉴别。

【西医病名】

鱼子石榴相当于西医学的结膜乳头状瘤、结膜原位癌及上皮癌等病变。

22. 睑内结石

【概念】

睑内结石是胞睑内面生长白色或黄白小颗粒，质地坚硬如石，甚则外露的眼病。

【出处】

本病名见于《龙树菩萨眼论》，其曰："若眼忽单泪出者，涩痛者，亦如眯著者，名粟子疾，后上睑生白子如粟粒，极硬，沙刺之然也。可翻眼皮，起针拨去粟子、恶血，服冷药即差。"又称"目中结骨"（《目科捷径》）、"胞生风粒"（《眼科开光易简秘本》）。

【病因病机】

睑内结石一般因脾经受风热湿毒所害，凝滞而成。轻症无自觉症状，重者胞睑内小颗粒绽露高出，坚硬如细石，摩擦目珠，沙涩疼痛难忍。翻转胞睑，可见胞内生起白点或黄点，如脓似浆，重则结成硬粒，如芝麻粒嵌在胞内，或高出胞内表面，可以一粒独见，亦可数粒丛生。

【鉴别诊断】

粟疮：两者颗粒都可为黄色。粟疮颗粒质地较软，发病累累成片，并以刺痒眼眵为主。

【西医病名】

睑内结石相当于西医学的睑结膜结石。

23. 椒疮

【概念】

椒疮是胞睑内面红色细小颗粒丛生，形如椒粒的眼病。

【出处】

本病名见于《证治准绳》。

【病因病机】

椒疮多因嗜食辛辣厚味，饮酒过度，致脾胃积热，复感风热外邪，内热与外邪交聚于胞睑肌腠，瘀滞血络而成。本病轻者自觉痒涩，有少量眵泪；重者睑内赤痒灼热，流泪畏光，胞睑肿胀疼痛，双目沙涩难睁。病初起多发于上胞内面两眦角部，可见红色细颗粒密聚，形如椒粒，质坚而难散，逐渐发展，弥漫分布，呈粗糙绒状，甚至蕃衍全睑。摩擦黑睛，可导致赤膜下垂、血翳包睛、倒睫拳毛等病，日久不治则有损视力。椒疮常与粟疮并生，发病广泛，并发症较多，对眼的危害较大。

【鉴别诊断】

粟疮：两者常并生，但形态不同，各有特征。如《目经大成》谓："此症似疮非疹，细颗丛聚，生于左右上睑之内。色黄而软者，本经名粟疮；嫣红而坚者，名椒疮。形实邪盛则跂踣高低，连下睑亦蕃衍，碍睛沙涩，开闭多泪。盖风热蕴结而成。"

【西医病名】

椒疮相当于西医学的沙眼，由沙眼衣原体引起。本病是一种慢性传染性眼病，若迁延失治，可导致多种并发症而严重影响视力，甚至失明。

24. 粟疮

【概念】

粟疮是胞睑内面丛生淡黄色颗粒的眼病。

【出处】

本病名见于《证治准绳》，又称"睑生风粟外障"（《秘传眼科龙木论》）。

【病因病机】

粟疮多因饮食伤脾，脾之运化功能失司，湿邪内郁，郁久化热所致；或因嗜食辛热燥腻，湿热内蕴，复感外邪，使毒邪壅滞于胞睑肌肉血络之中而发病。本病症见目珠沙涩不爽，刺痒流泪，迎风更甚，或疼痛畏光，或生眼眵。翻转胞睑，可见大小不等、数量不一之淡黄色颗粒，质地较软，生于上胞为主者，多与椒疮并生。日久不治病情加重，颗粒渐大，有如杨梅之状，摩擦目珠，黑睛生翳，影响视力，甚者出现睥急紧小、倒睫拳毛、血翳包睛等病。如《审视瑶函》云："粟疮胞内起，粒粒似金珠，似脓脓不出，沙擦痛无时，睥急开张涩，须防病变之。"生于下睑者，粟疮排列整齐，症状较轻，愈后不留痕迹，多见体质虚弱之小儿。如《银海精微》谓："下睑生风粟，如杨梅之状……脾得邪热，血滞不行，致生风粟。"

【鉴别诊断】

（1）椒疮：两者可在形态上相鉴别。椒疮颗粒红而坚，常生于上睑，多因风热所致。如《证治准绳·七窍门》谓："今人称椒疮为粟疮，非也。椒疮红而坚，有则碍睛，沙涩不便，未至于急。粟疮……是湿热郁于土分为重，椒疮以风热为重。二证虽皆属于血分，一易散，一不易散。"

（2）暴风客热：两者可在症状上相鉴别。暴风客热发病急速，白睛红赤，眵稠而多，睑内少有淡黄色颗粒丛生，一般七日而愈，预后较好，很少有并发症。

【西医病名】

粟疮相当于西医学的沙眼滤泡、结膜滤泡、滤泡性结膜炎、春季卡他性结膜炎（睑结膜型）。

25. 胞肉胶凝

【概念】

胞肉胶凝是胞睑内面生颗粒，由小渐大，眵泪黏稠，两睑黏合难开的眼病。

【出处】

本病名首见于《世医得效方》，又称"胞肉胶凝外障"（《秘传眼科龙木论》）、"胞肉胶黏"（《证治准绳》）。

【病因病机】

胞肉胶凝多因脾胃积热，风邪外乘，上攻目窍，邪客于胞睑血络之间，气血壅滞所致；亦可因脾肺二经湿热滞结而成。如《证治准绳·七窍门》云："其病重在脾肺湿热之故。夫肺主气，气化水为泪，泪为热击而出，邪热蒸之，浑浊不清，出而为脾土燥湿所滞，遂阻腻凝结而不流，燥甚则结硬而痛。"本病自觉目珠刺痒涩痛，眵多黏稠，封合两睑，晨起尤甚，症见流泪畏光，胞睑肿胀，眼睑内面瘀血赤肿，色紫红，生有大小不等之肉粒，绽露而出，如将肉粒刺破，其内流出脓样胶状物。《秘传眼科龙木论》云："睑内有肉初时小如麻米，年多渐长大如桃李之状，摩隐瞳仁为翳。"若脾胃热毒，或风毒入内，致血热化脓，溃烂流脓汁，浸渍黑睛生翳，胞睑如朱砂之色，则为胞肉生疮之变证，属胞睑疾病之重症，可以引起赤膜下垂、血翳包睛、拳毛倒睫、黑睛生翳等本病。

【鉴别诊断】

（1）椒疮：两者可在形态上相鉴别。椒疮颗粒红而坚，常生于上睑。

（2）粟疮：两者可在形态上相鉴别。粟疮颗粒色黄而软。

【西医病名】

胞肉胶凝相当于西医学的沙眼滤泡、春季卡他性结膜炎（睑结膜型）。

26. 睥急紧小

【概念】

睥急紧小是上下胞睑紧缩，致目窍渐自变小的眼病。

【出处】

本病名见于《证治准绳》，但在《兰室秘藏》中已有"两目紧急缩小"之名，又称"眼棱紧急"（《原机启微》）、"皮急紧小"（《审视瑶函》）、"皮急缩小"（《眼科金镜》）。

【病因病机】

睥急紧小多因椒疮、粟疮、倒睫拳毛等病延误治疗，或治之不当，致使络阻气滞，阳气不得升发，目中气血津液不足，筋脉失养，胞睑紧缩所致；或因眼皮宽弛倒睫，采用手术矫正治之不当，使精血损耗，皮肉血络受伤所致；或因眼病手术不当致经络损伤，胞睑紧急缩小所致。如《目经大成》云："此症谓上下胞渐自紧小，甚者小如枣核，眼将合矣。盖膏液耗尽，筋脉急缩故也。若治而小者，治之过。乃皮宽睫倒，只夹外而失内理。后则复倒复夹，遂尔肉焦血损，目络不舒而睑日急小。"本病症见眼皮紧急，泪少不润，怕日畏光，目中灼热，隐涩难开，眼睫无力，睑裂缩小，甚则小如枣核，或睥急短缩，胞睑闭合不全。本病翻转胞睑比较困难，翻转后可见睑内面已形成黄白色瘢痕及少量粟疮、椒疮，为络定气滞，气血之源已绝之象。本病常与椒疮、粟疮、血翳包睛、倒睫拳毛等并存。

【鉴别诊断】

睥肉黏轮：是上下胞睑内面与白睛之外膜相黏的病症。

【西医病名】

睥急紧小相当于西医学的睑裂缩小。

27. 倒睫拳毛

【概念】

倒睫拳毛是胞睑筋肉紧缩拘挛，致胞睑睫唇内收，睫毛向内倒入，触刺眼珠的眼病。

【出处】

本病名见于《秘传眼科龙木论》，最早在《外台秘要》中有记载，称"倒睫毛"，又名"倒睫拳挛"（《圣济总录》）、"内急外弛之病"（《原机启微》）、"拳毛倒睫"（《银海精微》）、"倒睫"（《目经大成》）。

【病因病机】

倒睫拳毛常发生于椒疮、粟疮的后期，多因恣食辛辣厚味，嗜酒油腻肥甘，脾胃湿热内生，积于胞睑，使筋肉紧缩，睫唇内收，睫毛倒入而发病；或因肺虚，风热外袭客于肺经，使睫毛脱落或乱生而发病；或因脾虚风邪外侵，清阳之气不升，浊阴之气不降，头目失养，睑睫内收而发病。《银海精微》云："拳毛倒睫者，此脾与肺二经之风热也。肺为五脏之华盖，主一身之皮毛，肺虚损则皮聚而毛落也，脾家多壅湿热，致令上胞常肿……常以手摩引，致令上下胞睑皮渐长，眼渐紧，故睫毛翻倒里面，刺眼碍涩瞳仁，渐生翳膜。"本病自觉目珠沙涩，畏风怕光，生眵流泪，成痛或痒，初起症情较轻，只有少数睫毛倒入，或睫毛乱生，久则病情加剧，睫毛全部内倒，扫磨眼珠，致白睛红赤、黑睛生翳，甚则血翳包睛、睑弦赤烂、胞睑紧急，不易翻转。本病翻转胞睑，早期可见瘀血内滞，粟疮、椒疮并生；后期睑内表面不平，卷缩凹陷，或呈黄白瘢痕，最后可发展为睥急紧小。

【鉴别诊断】

（1）椒疮：是胞睑内面红色细小颗粒丛生，形如椒粒的眼病。

（2）粟疮：是胞睑内面丛生淡黄色颗粒的眼病。

【西医病名】

倒睫拳毛相当于西医学的倒睫。

28. 睥肉黏轮

【概念】

睥肉黏轮是上下胞睑内面与白睛之外膜相黏的眼病。

【出处】

本病名见于《证治准绳》，其曰："目内睥之肉与气轮相黏不开，难于转运。"又称"练睛"（《目科捷径》）、"睑黏睛珠"（《眼科统秘》）。

【病因病机】

睥肉黏轮多因脾胃湿热，胞睑受风邪侵袭，热邪蒸腐，湿邪浸淫，使胞睑、白睛受邪气侵蚀，久积不散，致两睑睥内及睛珠红赤湿烂，胞睑内面与白睛逐渐相黏，两目日渐紧小而发病；或因目病不当劆洗，但强行劆洗而发病；或因眼珠被酸碱烧伤之后，胞睑内睥与眼珠创面血肉相接，久则气血凝定而发病。本病多与椒疮、粟疮、胞肉胶凝及睥急紧小并发。

【鉴别诊断】

睥急紧小：是上下胞睑紧缩，致目窍渐自变小的眼病。

【西医病名】

睥肉黏轮相当于西医学的睑球粘连。

二、血轮眼病

1. 迎风流泪

【概念】

迎风流泪是眼睛痛或遇风即泪出汪汪，夏月轻，冬月重，拭之复出，但目无赤烂肿痛的眼病。

【出处】

本病名见于《眼科集成》，但最早在《诸病源候论》的"目风泪出候"中有记述，又称"冲风泪出"（《银海精微》），《证治准绳》认为本病有"迎风冷泪"与"迎风热泪"之分。

【病因病机】

迎风流泪多因肝血不足，泪液失其制约所致；或因气血亏虚，目窍不固，复受风邪侵扰，液道开疏所致；或因肝肾阴虚，虚火上炎，忽受风邪，引而泪下所致。《审视瑶函》云："此症谓见风则冷泪流，若赤烂有障翳者非也。水木二经，血液不足，阴邪之患。"又云："迎风热泪出，肝虚夹火来，水中起隐伏，久则成内灾。"

【鉴别诊断】

无时泪下：眼无赤烂肿痛，以经常泪出汪汪为主要症状。

【西医病名】

迎风流泪相当于西医学的溢泪症。

2. 无时泪下

【概念】

无时泪下是眼无赤烂肿痛，以经常泪出汪汪为主要症状的眼病。

【出处】

本病名见于《诸病源候论》的"目泪出不止候"。《证治准绳·七窍门》有"无时热泪"和"无时冷泪"之分，认为"无时热泪"是"目无别病，止是热泪不时常流也"，"无时冷泪"是"目不赤不痛，苦无别病，只是时常流出冷泪"。

【病因病机】

无时泪下多发于年老体弱者。本病或因悲伤哭泣太过，肝肾精血不足，液道不固所致；或因劳心竭视，暗耗阴精，津液不洽，虚火内迫所致；或因他病，窍路阻闭所致；或因年老体弱，睑肤松弛，泪窍不在其位，或泪窍失于约束所致。《审视瑶函》云："此盖精液耗伤，肝气渐弱，精膏涩枯，肾水不足，幽阴已甚……精血衰败之人，及悲伤哭泣久郁，妇人产后悲泣太过者，每多此症。"又云："盖肝胆肾水耗而阴精亏涩，及劳心竭力，过虑深思，动其火而伤其汁也，故膏液不足，又哭泣太伤者，每每患此。"

【鉴别诊断】

迎风流泪：眼睛痛或遇风即泪出汪汪，夏月轻，冬月重，拭之复出，但目无赤烂肿痛。

【西医病名】

无时泪下相当于西医学的溢泪症。

3. 漏睛疮

【概念】

漏睛疮是目大眦（睛明穴）下方红肿热痛，发为痈疮，甚则溃破脓出的眼病。

【出处】

本病名见于《疮疡全书》。《医宗金鉴·外科心法要诀》对本病论述详细，其曰："此证生于目大眦，由肝热风湿病，发于太阳膀胱经睛明穴，其穴之处，系藏泪之所，初起如豆如枣，红肿疼痛，疮势虽小，根源甚深。溃破出黏白脓者顺，出青黑脓或如膏者险。"

【病因病机】

漏睛疮多因心火炽盛，火势上炎，结于大眦，肉腐成脓所致；或因嗜食辛热燥腻之物，脾胃积热，上乘于大眦，热毒蕴于脉络肤腠之间，郁蒸作脓所致；或因暴怒忿急，伤于肝胆，火自内生，火盛生风，兼夹湿邪，客于大眦，热蕴肌肤，肉腐血败成脓所致；或原有窍漏，邪毒内积，复感风热，内外合邪触击所致。本病症见大眦（睛明穴）下红肿热痛，如豆如枣，疼痛拒按，或流热泪，或胞睑肿胀难睁，甚者脸面漫肿。若脓已成，可自行溃破，脓汁溢尽而愈；若溃破后久不收口，脓汁常自疮口流出者，则成大眦漏；亦有脓成而不溃破，脓水自泪窍流出，红肿虽退，而余邪不尽，脓溢不止者，则变为窍漏。

【鉴别诊断】

窍漏：脓液或清涎自大眦尽头上下睑缘之泪窍中溢出，不疼不红，若邪毒内聚，或复感风热，肉腐血败，脓毒扩散，则发展为漏睛疮。

【西医病名】

漏睛疮相当于西医学的急性泪囊炎。

4. 窍漏

【概念】

窍漏是泪窍常有脓汁或黏液溢出，拭之复有的眼病。

【出处】

本病名见于《诸病源候论》，《证治准绳·七窍门》称"窍漏证"，其曰："乃目傍窍中流出薄稠水，如脓腥臭，拭之即有。"又名"漏睛"（《太平圣惠方》）、"睛漏"（《目经大成》）。

【病因病机】

窍漏多因风热客于足太阳膀胱经，津液气化失司，湿热内聚，乘于睑眦之间所致；或因心火上炎，热搏津液，脉络阻滞，致热积窍内，日久成脓所致。本病可见眦部痒涩不舒，不时流泪，有脓汁自泪窍外溢，轻者为稀液，或黏涩；重者为脓汁，挤压睛明穴部，则脓自泪窍处沁沁而出。患病日久者，可因经常拭擦病处，而令局部肤色潮红光亮，甚至湿烂。

【鉴别诊断】

漏睛疮：两者有部分相似。漏睛疮为睛明穴处生痈疮，红肿热痛，兼有身热恶寒。窍漏局部不红不痛，有脓涩自泪窍流出，若多食辛热之物，又感风热毒邪，则可继发漏睛疮。

【西医病名】

窍漏相当于西医学的慢性泪囊炎。

5.大眦漏

【概念】

大眦漏是大眦部生痈疮，溃后疮口难敛，日久成漏管，时常流出血水、脓汁的眼病。

【出处】

本病名见于《太平圣惠方》。《证治准绳·七窍门》谓此病："大眦之间生一漏，时流血水，其色紫晕，肿胀而疼。"

【病因病机】

大眦漏多因大眦部痈疡腐溃后，阴液已伤，余热未清，蒸灼膜理而成；或因睛明穴部痈疮之后，气血两虚，溃口难愈而致。本病见内眦部皮肤有一破口，有时因余毒作祟，脓液内聚，略有肿胀隆起，脓汁排出后，则隆起自平，局部肤色呈淡紫色，或可触及一索管与溃口相连，脓涩或血水常流不尽，疼痛较轻。

【鉴别诊断】

窍漏：泪窍常有脓汁或黏液溢出。

【西医病名】

大眦漏相当于西医学的内眼睑肿物范畴。

6. 小眦漏

【概念】

小眦漏是因火邪结聚或寒湿流注于小眦，溃而成漏，时流脓血水的眼病。

【出处】

本病名见于《证治准绳·七窍门》，其曰："小眦间生一漏，时流血，色鲜红。"

【病因病机】

小眦漏多因劳心竭思，心包络之相火夹湿，上犯小眦，热蒸肉腐为脓，溃破不愈而致；或因久劳伤肾，水不济火，虚火上炎，隐伏于小眦，肉腐血败成脓，脓血时流日久所致；或因久病气血两虚，溃口迁延难愈，脓血常流所致；或因寒湿流注，血脉凝滞，蕴积日久，损伤营血所致。

【鉴别诊断】

大眦漏：大眦部生痈疮，溃后疮口难敛，日久成漏管，时常流出血水、脓汁。

【西医病名】

小眦漏相当于西医学的外眼睑肿物范畴。

三、气轮眼病

1. 白涩症

【概念】

白涩症是白睛不红不肿，但觉涩痛不爽，或视物昏朦的眼病。

【出处】

本病名见于《审视瑶函》，其曰："不肿不赤，爽快不得，沙涩昏朦，名曰白涩。"

【病因病机】

白涩症常因湿热隐伏脾肺，邪蕴于目而致；或因风热之邪客于肺，邪壅肺络，肺气失宣而致；或因肺阴不足，目失滋润而致；或因肝肾阴虚，不能上承荣目而致；亦可因久处风沙，向日劳作，目近火烟，致津液耗损，津亏泪少而致。

【鉴别诊断】

（1）聚星障：自觉沙涩疼痛，畏光流泪，检视眼部，见黑睛生多个新翳，或连缀，或团聚，或抱轮红赤，或白睛混赤。聚星障为临床常见眼病，多在感冒后发病，常单眼为患，易反复发作，病程长，若失治可变生花翳白陷、凝脂翳等重症，严重影响视力，重者可失明。

（2）疳积上目：干涩畏光，频频眨目，伴有夜盲及疳积症状，常见于小儿，多由维生素 A 缺乏所致，严重者黑睛混浊，溃破穿孔，形成蟹睛。

【西医病名】

白涩症相当于西医学的干眼症、慢性结膜炎、浅层点状角膜炎、视疲劳等。

2. 天行赤眼

【概念】

天行赤眼是因时气流行，热毒之邪侵凌于目，致白睛红赤的眼病，有传染性，可广泛流行。

【出处】

本病名见于《银海精微》，其曰："天行赤眼者，谓天地流行毒气，能传染于人，一人害眼传于一家，不论大小皆传一遍，是谓天行赤眼。"书中还指出此病"肿痛沙涩难开，或五日而愈，此一候之气，其病安矣"。

【病因病机】

天行赤眼因天地之时气失和，风热邪毒之气，侵袭于目所致；或因肺胃积热，内外合邪交攻于目所致；或由患者目中眵泪等秽汁相互传染所致。

【鉴别诊断】

（1）暴风客热：眵多较稠，来势峻猛，但易治愈，很少变证，虽有传染但不致流行。

（2）瞳神紧小：抱轮红赤，多泪无眵，视力锐减，瞳神紧缩变小，神水不清。

（3）绿风内障：头眼胀痛，视力迅降，抱轮赤红，瞳神散大，瞳内气色浊而不清，隐隐带绿，目珠变硬。

【西医病名】

天行赤眼相当于西医学的流行性出血性结膜炎，属病毒性结膜炎。

3. 暴风客热

【概念】

暴风客热是感风热之邪，白睛卒然暴发红赤，胞睑红肿的眼病。本病好发于春秋两季，相互传染者少，故不造成流行，视力多无损害，偶有变证，可致黑睛生翳，甚至溃陷。

【出处】

本病名见于《秘传眼科龙木论》。《银海精微》又称"伤寒眼"，对此病描述详细，其曰："暴风客热者，肝肺二经病也，故白仁生虚翳，四周壅绕，朝伏乌睛，凹入白仁，红翳壅起，痛涩难开。故分别暴露与暴风之症。暴者，乍也，骤也，陡然而起。治法疏通退热，凉膈泻肝，增减酒调之剂，发散风热。

俗云眼热忌酒，孰知酒能行血，药无酒不能行于头目，此眼不可劀洗，不可点药，暴客之症，来之速，去之亦速也，非比五脏六腑蕴积发歇之症，俗谓伤寒眼也。"

【病因病机】

暴风客热多因风热之邪外袭，加之内热阳盛，内外合邪，风热相搏，上攻于目，而致猝然发病。《眼科纂要》认为本病是因风热毒邪侵袭于目，风热相搏，致目暴发赤肿。《证治准绳·七窍门》云："乃素养不清，躁急劳苦，客感风热，卒然而发也。"

【鉴别诊断】

（1）天行赤眼：有传染性，可广泛流行，与暴风客热相比病势较和缓。

（2）绿风内障：参见"天行赤眼"。

（3）瞳神紧小：参见"天行赤眼"。

【西医病名】

暴风客热相当于西医学的传染性不强、细菌感染所致的急性卡他性结膜炎及过敏性结膜炎。

4. 赤丝虬脉

【概念】

赤丝虬脉是白睛见赤脉纵横，脉络粗细不一、条缕分明、虬蟠旋曲，久而不愈的眼病。

【出处】

本病名见于《审视瑶函》，其曰："赤丝虬脉，起自白睛，纵横赤脉，绕在风轮，虬来粗细，各有重轻，燥热湿热，涩急羞明，或痒或痛，或泪如倾，或不疼痒，只是昏蒙，勿视天行赤热，勿视赤脉贯睛，久而不治，变症蜂生，量其虚实，治以安宁。"

【病因病机】

赤丝虬脉常因风火眼病失于调治，余邪未尽，瘀滞脉络而成；或因时冒风沙，恣酒嗜燥，近火熏烟，以致热郁血滞而发；亦可因雕镂细作、劳瞻竭视，使阴液耗伤，虚火上炎，阴血运行不畅，血络瘀滞而发。如《证治准绳·七窍门》云："气轮有丝脉赤乱，久久常如是者。然害各不同，或因目痛火虽退，不守禁戒，致血滞于络而赤者。或因冒风沙烟瘴，亲火向热，郁气劳心，恣酒嗜燥，竭视劳瞻而致，有所郁滞而赤者。"

【鉴别诊断】

白涩症：眼部赤肿不显，只觉眼内干涩不舒，瞬目频频，轻微畏光，灼热微痒。检视白睛，见不红不肿或淡赤血络，眦头或有白色泡沫状眼眵，睑内如常或微见赤丝细脉，黑睛于显微镜下或见细小星翳。

【西医病名】

赤丝虬脉相当于西医学的"慢性结膜炎"范畴。

5. 气壅如痰

【概念】

气壅如痰是胞睑之内常有白沫稠黏之物，其状似痰沫的眼病。

【出处】

本病名见于《证治准绳·七窍门》，其曰："睥内如痰，白沫稠腻甚多，拭之即有者，是痰火上壅，脾肺湿热所致。故好酒嗜燥悖郁者，每患此疾。若觉睥肿及有丝脉虬赤者，必滞入血分，防瘀血灌睛等变生矣。"

【病因病机】

气壅如痰多因好酒嗜燥，脾肺湿热郁遏，生痰化火，痰火上攻于目所致；或因湿热熏蒸，灼伤阴液而成。本病可见眼珠涩不适，眵如白沫，拭之即有，甚则睑内白沫稠腻，其状如痰，若兼胞睑红肿，赤丝虬脉者，须防瘀血灌睛等变证发生。

【鉴别诊断】

白涩症：参见"赤丝虬脉"。

【西医病名】

气壅如痰相当于西医学的假膜性结膜炎。

6. 金疳

【概念】

金疳是白睛之外膜处起粟粒样隆起，周围绕以赤丝的一种眼病，因白睛在脏属肺，肺属金，故得名。

【出处】

本病名见于《证治准绳》，因其形如玉粒，顶溃似疡，故又名"金疡玉粒"（《目经大成》）。

【病因病机】

金疳常因肺经外感燥热之邪，上灼于目，郁结而成；或因肺感风热，兼有七情内郁，久郁化火，致肝肺火盛，蕴结脉络而成；亦可因久热恋肺，耗伤阴液，致肺阴不足，虚火上炎，瘀滞白睛引起。本病轻者仅感眼干涩不适，若旁及黑睛，则有眼痛、畏光流泪等症。发病可见白睛外膜有隆起，呈粟粒样，形圆色白如玉粒，大小不一，粒数不等，部位不定，颗粒周围赤脉环绕，推之可移，数日而愈，无迹可寻，常易反复。若颗粒积久变大，顶溃成疡，甚则可累及白珠，而成变证。

【鉴别诊断】

火疳：白睛有结节隆起色多紫暗，隆起如赤豆，推之不移，压之疼痛。

【西医病名】

金疳相当于西医学的泡性结膜炎，属变态反应性结膜炎。

7. 目珠管

【概念】

目珠管是白睛上有半透明的白色小泡样隆起，状若小管或串珠的眼病。

【出处】

本病名见于《诸病源候论》，又名"目生珠管"（《圣济总录》）。

【病因病机】

目珠管多因风热痰饮，瘀阻目络，气血失畅，津液滞结所致，如《诸病源候论》云："风热痰饮，渍于脏腑，使肝脏血气蕴积，冲发于眼，津液变生结聚，状如珠管。"亦可因外伤之后，目络阻滞而变生。本病眼多无不适，或微感干涩，视力无损。

【鉴别诊断】

金疳：白睛之外膜处起粟粒样隆起，周围绕以赤丝。

【西医病名】

目珠管相当于西医学的球结膜淋巴管阻塞。

8. 白睛溢血

【概念】

白睛溢血是白睛外膜之内有瘀血溢出络外的眼病。

【出处】

本病名见于《证治准绳》，其曰："不论上下左右，但见一片或一点红血，俨似胭脂抹者是也。此血不循经络而来，偶然客游肺膜之内，滞成此患。"

【病因病机】

白睛溢血多因热邪客肺，肺失宣肃，气机郁遏，壅塞目络，血气阻滞，迫溢络外，瘀停白睛所致；亦可因素体阴虚，或年老精亏，阴虚火旺，上扰白睛，目络受灼，致血外溢，瘀积白睛所致；或因呛咳剧呕，猛力喷嚏等振伤目络所致；或因女性经期，血热上犯，经逆于目所致；或因外伤、眼部手术等，损伤白睛血络所致。

【鉴别诊断】

（1）天行赤眼：白睛出血为点状、片状，有肿胀、眵多、畏光、灼痛等症，有传染性。

（2）赤脉贯睛：赤脉起自两眦部，粗细多寡不等，横跨白睛，贯经黑睛。

（3）赤丝虬脉：白睛见赤脉纵横，脉络粗细不一、条缕分明、虬蟠旋曲。

（4）胬肉攀睛：起病缓，以眦部白睛上长出蝉翼状赘生白膜或赤膜，横贯白睛为特点。

【西医病名】

白睛溢血相当于西医学的结膜下出血。

9. 状如鱼胞

【概念】

状如鱼胞是白睛肿胀，色白或淡红，形如鱼鳔的眼病。

【出处】

本病名见于《证治准绳·七窍门》，其曰："气轮努胀，不紫不赤，或水红，或白色，状如鱼胞，乃气分之证，金火相搏所致。"亦名"状如鱼脬"（《张氏医通》），因本症状似鱼鳔，乃气所充胀，故又名"气胀"（《目经大成》）。

【病因病机】

状如鱼胞多因风邪阻遏肺络，肺失宣肃，瘀滞而为；亦可因素体气虚，又为寒邪所乘，邪蕴肺络为肿而致；或因外伤而气滞，目络壅闭而致。此病轻者目无所苦，或眼微干涩，白睛有一两处壅起，色白或淡红；重者白睛全部肿胀隆起，突出睑外，视力无损；若白睛赤脉增多者，可有变证之虑。

【鉴别诊断】

（1）瘀血灌睛：瘀血滞积于目，胞睑青碧隐隐，白睛红赤肿起。

（2）形如虾座：目中瘀滞之极，白睛红赤高肿，重者露出睑外，为血气两盛之证，属重候。状如鱼胞病在气分，属轻候。

【西医病名】

状如鱼胞相当于西医学的炎性巩膜疾病范畴。

10. 瘀血灌睛

【概念】

瘀血灌睛是血灌睛珠，滞塞不通，以赤胀为主的眼病。

【出处】

本病名见于《证治准绳》。

【病因病机】

瘀血灌睛多因热毒亢盛，壅遏脉络而致；或因眼、鼻、头等外伤，使目中气机阻滞，瘀血灌注积滞而成。本病初起红赤较轻，其后紫胀，日久不治可见白睛赤丝虬脉，紫胀高起，在胞睑则肿胀如杯，兼有椒疮之患，在睛珠可有凝脂翳、花翳白陷、黄液上冲，甚至鹘眼凝睛等变证。

【鉴别诊断】

血灌瞳神：两者都有血溢络外。血灌瞳神血灌于黑睛与黄仁之间，或灌于黄精之后。瘀血灌睛则为瘀血塞滞，血灌于胞睑、白睛等脉络之内。

【西医病名】

瘀血灌睛相当于西医学的球结膜下出血、外伤性眼病。

11. 形如虾座

【概念】

形如虾座是白睛处结膜瘀滞肿胀，其形如虾的眼病。

【出处】

本病名见于《证治准绳》。

【病因病机】

形如虾座多因喜食辛辣炙煿、肥甘厚味之品，脾胃积热而致；或因感风热之邪，久而成毒，热毒炽盛，热极成瘀，瘀滞于白睛而致；或因头颅、眼眶外伤，瘀血滞于白睛，致白睛壅起，状如虾座。本病症见白睛之外膜一隅，肿胀高起，甚则通珠俱胀，壅起高耸，遮蔽黑睛，或露出睑外，色紫红，其形如虾座，日久可损及黑睛。如《证治准绳·七窍门》谓："因瘀滞已甚，血胀无所从出，遂致壅起。气轮状如虾座，甚则吐出睥外者，病尤急……有半边胀起者，有通珠俱被胀起盖定乌珠者，又有大眦内近鼻梁处胀出一片，如皮如肉，状似袋者小眦胀出如袋者……其病大意是血气两盛之患，宜以开导为先，次看余证，从而治之。在肺部最重，久则移传于肝，而风轮有害也。"

【鉴别诊断】

（1）状如鱼胞：白睛肿胀，色白或淡红，形如鱼鳔，属气分之证。

（2）瘀血灌睛：初起白睛红赤，其后紫胀，及后白珠皆胀起，并可伴有花翳白陷、凝脂翳、黄液上冲或鹘眼凝睛等变证。

【西医病名】

形如虾座相当于西医学的巩膜炎症疾病。

12. 状如悬胆

【概念】

状如悬胆是在眼内生有头大蒂小、薄而圆长之物，其形若胆，悬而下垂的眼病。

【出处】

本病名见于《证治准绳·七窍门》，其曰："有翳从上而下，贯及瞳神，色青或斑，上尖下大，薄而圆长，状如胆悬，以此得名。盖脑有瘀热，肝胆膏汁有损，变证急来之候，宜作紧医治。若眼带细细赤脉紫胀而来者尤急，头疼者尤恶，内必有滞，急向四围寻其滞而通之，庶免损坏之患。"

【病因病机】

状如悬胆多因暴怒忿郁，或过食辛辣炙煿，致肝胆郁热，郁久化火，热极成瘀，结聚而成。本病可见眼内赘生蒂小头大、薄而圆长之物，色青或有斑烂，或赤脉紫胀，渐长可贯及瞳神，兼有头目胀疼等症。

【鉴别诊断】

胬肉攀睛：位于大眦或小眦处，赘生白膜或赤膜如肉，其状如昆虫之翼，横贯白睛，伸攀黑睛。

【西医病名】

状如悬胆相当于西医学的眼内赘生物范畴。

13. 气轮枯落

【概念】

气轮枯落是白睛红胀，挤出睑外，若长垂之舌，卷而下舐的眼病。

【出处】

本病名见于《目经大成》，其曰："此症白珠红胀长垂，若舌卷下舐，形恶惊人。轻者睑不肿，痛亦差强，但眵凝黏污，睛明久已渐失，身子亦弥留欲绝，盖罕见之病也。悬揣其故，此人资禀素虚，客感厉风。医不扶正抑邪，谬以散法尽处，致真元削弱，淹淹胀起。又认作火王，苦寒攻泄，艮坤之土皆败……虽金锁固元、百合固金、生脉散、益营煎大补微和，渐能收缩还位，不似从前。"

【病因病机】

气轮枯落多因素体虚弱，复感毒邪，医不扶正祛邪，反以发散及苦寒攻泄，致真元亏损，脾土衰败，升降失司，浊气上泛，隧道壅滞所致。

【鉴别诊断】

瘀血灌睛：血灌睛珠，滞塞不通，以赤胀为主，可伴有花翳白陷、凝脂翳、黄液上冲或鹘眼凝睛等变证。

【西医病名】

气轮枯落相当于西医学的坏死性前巩膜炎。

14. 赤脉贯睛

【概念】

赤脉贯睛是赤脉起自两眦部，粗细多寡不等，横跨白睛，贯经黑睛的眼病。

【出处】

本病名见于《证治准绳》，《秘传眼科龙木论》中有"眼小眦赤脉外障"的记载，《银海精微》称其为"赤脉传睛"，并分为"大眦赤脉传睛"和"小眦赤脉传睛"，《眼科统秘》将其分为"大嘴赤脉附睛障"和"小嘴赤脉附睛障"。

【病因病机】

赤脉贯睛多因恣酒嗜燥，好食五辛厚味，心经积热，熏蒸于肺，由肺传肝所致；亦可因夜近灯火，劳瞻竭视，思虑太过，日久耗伤心阴，虚火上炎引起。本病眼感沙涩不爽，畏光多泪，赤脉自目眦发出，横经白睛，贯入黑睛，或接连对侧白睛赤脉，视物朦胧，如同隔绢。《证治准绳·七窍门》云："或一赤脉，或二三赤脉，不论粗细多少，但在这边气轮上起，贯到风轮，经过瞳外，接连那边气轮者，最不易治。"

【鉴别诊断】

（1）赤丝虬脉：白睛见赤脉纵横，虬蟠旋曲，不侵及黑睛。

（2）胬肉攀睛：虽从大、小二眦而生，向黑睛伸展，但如昆虫之翅，膜厚如肉，赤脉布满其上，可攀蔽黑睛，隐及瞳神。

【西医病名】

赤脉贯睛相当于西医学的眦部结膜炎。

15. 胬肉攀睛

【概念】

胬肉攀睛是大眦或小眦处，赘生白膜或赤膜如肉，状如昆虫之翼，横贯白睛，伸攀黑睛的眼病。

【出处】

本病名见于《银海精微》，《证治准绳》中称"胬肉证"，并将胬肉两头尖薄，中间高厚，色泽肉红，如马蝗（指水蛭）状，横卧于中者，称"马蝗积证"；将胬肉薄如黄脂，渐大而厚，色白瘀滞于白睛者，称"肺瘀证"。本病又称"胬肉侵睛外障"（《秘传眼科龙木论》）、"攀睛"（《原机启微》）、"老肉板睛"（《眼科捷径》）。

【病因病机】

胬肉攀睛多因触冒风日，两眦属心，白睛属肺，心肺二经风热壅盛所致；或因心火上炎，过食辛辣肥甘，脾胃湿热蕴积，上蒸于目所致；或因烦劳过度，真阴暗耗，虚火上炎引起。本病初起眼无不适，或微痒刺涩，眦内赤脉如缕，其后渐渐积厚，状如昆虫之翼，攀入黑睛，甚者努起如肉，或如膏膜，日久可掩及瞳神，目力受损。若胬肉红赤，头尖肥厚，发展迅速，为患较重，最不易治。若胬肉淡红或白，头钝圆而菲薄，发展缓慢，或终止于白睛与黑睛之际者，为患较轻。本病好发于大眦，多见于户外工作者。

【鉴别诊断】

（1）黄油障：白睛近黑睛之内外侧，有略隆起之淡黄色斑块，其状如脂，淡黄浮嫩，上无丝脉贯附，也不侵及黑睛，不痒不痛。

（2）流金凌木：白睛外膜黏附黑睛，部位不定，数目不等，且不发展。

【西医病名】

胬肉攀睛相当于西医学的翼状胬肉。

16. 流金凌木

【概念】

流金凌木是白睛处起菲薄白膜，侵附黑睛，为数不一，方位不定的眼病。因白睛属肺金，黑睛属肝木，故得名。

【出处】

本病名见于《目经大成》，其曰："此症目无甚大弊，但三处两处似膜非脂，从气轮而蚀风轮，故曰流金凌木。状如胬肉攀睛，然色白而薄，位且不定。"

【病因病机】

流金凌木多因肺火炽盛，上扰白睛，侵凌黑睛所致；亦因白睛赤肿，黑睛生翳或眼外伤后，火热虽息而遗此薄膜，黏附黑睛所致。此膜无进展，数目虽可二三，但终于黑睛边际，一般无损视力。

【鉴别诊断】

胬肉攀睛：发自目眦，膜厚如肉，赤脉满布其上，渐渐攀入黑睛，甚则遮蔽瞳神，危害视力。流金凌木症状较轻，亦不发展。

【西医病名】

流金凌木相当于西医学的假性翼状胬肉。

17.火疳

【概念】

火疳是白睛处有结节隆起，形圆或椭圆，紫红如赤豆，部位不定的眼病。本病多由火邪蕴积，滞结为疳，故得名。

【出处】

本病名见于《证治准绳》，又名"火疡"（《目经大成》）。

【病因病机】

火疳常因火毒稽留肺经，上扰目系，蕴结白睛所致；或因女性血热，于行经之际，血热上逆，壅遏白睛所致；或因体质虚弱，寒邪侵凌，凝滞目络所致；或因全身疾病，如杨梅结毒、痹症所致。本病位于白珠浅表者病轻，位于白珠深部者病重；发于白睛前部者易查，发于白睛后部者难识；数日、数周即愈者，多无后患，视力无损，历时数月、数年难消者，危害较重。本病成人与女子多患，病程缠绵，且易复发，白睛常遗青色或蓝色瘀斑，重则溃陷，致白睛穿破等而目盲。本病症见眼涩难睁，流泪畏光，疼痛较剧，入夜尤甚，白珠隆起结节，色呈紫红，形圆或椭圆，初起较小，如榴子、赤豆，渐渐增大如蚕豆，甚者可围绕黑睛赤环高起，推之不移，按之痛增，其周围之白睛皆可红赤，日久侵凌黑睛，变生翳膜，色白如瓷，其状如舌，亦可累及黄仁，导致瞳神缩小或干缺，甚或云雾移睛。

【鉴别诊断】

金疳：两者都有颗粒隆起。金疳颗粒生于白睛外膜之上，形如玉粒，周围有赤丝环绕，易于溃陷，推之可移，按之无痛。

【西医病名】

火疳相当于西医学的巩膜外层炎及前巩膜炎。

18. 白珠俱青

【概念】

白珠俱青是白珠渐变青蓝的眼病。

【出处】

本病名见于《审视瑶函》，又称"目珠俱青证"（《证治准绳》）、"吕青"（《张氏医通》）、"白眼青"（《病源辞典》）。

【病因病机】

白珠俱青可因头风上攻于目所致；或因痰火热邪，蒸逼白睛所致；亦可因毒气郁困白睛而成。本病发病较剧，白珠渐变青蓝，重者可累及瞳神，或大或小，或干缺而损目。《证治准绳·七窍门》谓："乃目之白珠变青蓝色也。病在至急。盖气轮本白，被郁邪蒸逼走散，珠中膏汁游出在气轮之内，故色变青蓝，瞳神必有大小之患。"

【鉴别诊断】

金疳：为颗粒隆起，但生于白睛外膜之上，形如玉粒，周围有赤丝环绕，易于溃陷，推之可移，按之无痛。

【西医病名】

白珠俱青相当于西医学的巩膜炎、巩膜后葡萄肿。巩膜后葡萄肿（posterior scleral staphyloma）为严重的病理性近视，后段巩膜明显薄弱，可发生局限性的巩膜向后膨隆，称为巩膜后葡萄肿。巩膜后葡萄肿大多累及黄斑及视盘，仅少数局限于黄斑，未累及视盘；或局限于视盘周边或鼻侧，未累及黄斑。巩膜后葡萄肿的巩膜很薄，最薄的厚度可在 0.1mm 以下。巩膜后葡萄肿常伴随脉络膜萎缩及新生血管形成。

19.赤痛如邪

【概念】

赤痛如邪是出现目赤痛、头疼、寒热交作等若感外邪之状，发息无时的眼病。

【出处】

本病名见于《证治准绳》。

【病因病机】

赤痛如邪常因肝肾阴虚，荣卫不固，腠理不密，外寒内侵，酿于内为虚热所致。《证治准绳·七窍门》云："盖肝肾俱虚之故，热者，内之阴虚火动，邪热也。寒者，荣卫虚，外之腠理不实，而觉寒也。"本病症见白睛淡红，眼疼头痛，寒热交作，时发时止，轻则一年数发，重则举发频频。本证病势较缓，非实邪为患，与一般急性赤痛之眼疾不同。

【鉴别诊断】

（1）天行赤眼：证势急，尔我相染，广泛流行，多眵胶黏，常致黑睛生星翳。

（2）暴风客热：暴风客热眵多较稠，来势峻猛，虽有传染但不致流行。

【西医病名】

赤痛如邪相当于西医学的结膜炎。

20. 偏漏

【概念】

偏漏是白睛上生漏的眼病。

【出处】

本病名见于《证治准绳·七窍门》，其曰："漏生在气轮，金坚而位傍，为害稍迟，故曰偏漏。"

【病因病机】

偏漏多因痰湿郁遏白睛，结聚溃烂而致。本病初起眼部沙涩不舒，于白睛一隅呈现紫红色突起，继而肿起腐烂，破溃成漏，轻者流稠浊白水，重则流脓。本病临床中较少见。

【鉴别诊断】

窍漏：目大眦头旁，泪窍有脓汗沁沁而出。偏漏则指白睛上生漏。

【西医病名】

偏漏相当于西医学的结膜炎。

21. 赤膜下垂

【概念】

赤膜下垂是有赤脉从白睛贯下，伸入黑睛，簇集成膜，如帘下垂的眼病。

【出处】

本病名见于《秘传眼科龙木论》，又称"垂帘膜"（《世医得效方》）、"垂帘翳"（《银海精微》）、"赤脉下垂"（《眼科菁华录》）。《医宗金鉴·眼科心法要诀》对本病描述详细，其曰："赤膜下垂，初患之时，气轮上边起赤膜一片，征到风轮，下覆瞳仁，缘肝、肺之热，冲于眼内，致生赤膜。"

【病因病机】

赤膜下垂多因肝肺风热所致；或因肝火上乘于目，热郁血滞所致。本病症见眼部沙涩刺痒，灼热泪出，甚则怕热畏光，珠疼头痛。睑内可见颗粒丛生，起于白睛与黑睛之际，赤脉稀疏，条缕分明，并列成排，其状似帘，垂于黑睛；或赤丝尽头，生翳如星、如月牙；甚则赤丝簇集肥厚似膜，赤膜从黑睛上缘渐次延伸，可覆瞳仁，导致目力受损。正如《张氏医通·七窍门》所云："初起甚薄，次后甚大，有赤脉贯白轮而下，乌珠上半边，近白际起障一片，仍有赤丝牵绊，障大丝粗，虬赤泪涩，珠痛头疼者，病急而有变。丝细小，色微赤，珠不疼，头不痛者，缓而未变。或于障边丝下，仍起星数点，此星亦是凝脂之类，皆火内滞之患，其病尚轻……若障上有丝及星生于丝梢，皆是迟退之病。"若赤脉从白睛四周伸至黑睛，越过瞳神，障满乌珠，则为血翳包睛，难以消退。若黑睛上缘生白膜自上而下如帘之垂，无赤脉牵绊者，为垂帘障，非本病范围。如《证治准绳·七窍门》谓垂帘障："生于风轮，从上边而下，不论厚薄，但在外色白者方是。若红赤乃变证，非本病也。"本病多见于椒疮、粟疮重症。

【鉴别诊断】

角膜溃疡：多因细菌、病毒、真菌等感染所致，致病因素侵及角膜时，角膜缘血管网首先扩张充血，炎症渗出，引起上皮和基质的混浊水肿，浸润继续加重发生变性、坏死、组织脱落，便形成角膜溃疡。

【西医病名】

赤膜下垂相当于西医学的沙眼性角膜血管翳。

22.血翳包睛

【概念】

血翳包睛是赤脉从黑睛四周侵入，结成血翳，日久积厚如赤肉，遮满黑睛的眼病。

【出处】

本病名见于《银海精微》，其曰："皆因心经发热，肝脏虚劳，受邪热，致令眼中赤涩，肿痛泪出，渐有赤脉通睛，常时举发，久则发筋结厚，遮满乌睛，如赤肉之相，故名血翳包睛。"本病由于白睛红赤，且伴眵泪浸渍，似红霞彩云，与黑睛上的红翳相映，故又称"红霞映日"（《银海精微》）、"彩云捧日"（《目经大成》）。

【病因病机】

血翳包睛常因肝肺风热壅盛，上攻于目所致；或因心火内炽，或三焦积热，热极成瘀，丝脉丛生，日久形成血翳所致。本病症见眼赤涩刺痛，畏光流泪眵多，白睛微红，甚则白睛赤紫通红，赤脉从黑睛四周向中央发展，纵横满布，障满黑睛，形成血翳，久则赤筋结厚，视物不见，而成痼疾。本病多由椒疮、赤膜下垂变生而来，治宜清热除湿，可用神消散（《证治准绳》）。

【鉴别诊断】

（1）流金凌木：白睛处起菲薄白膜，侵附黑睛，为数不一，方位不定，虽从气轮而附风轮，但不发展。

（2）胬肉攀睛：大眦或小眦处，赘生白膜或赤膜如肉，赤脉满布其上，尖部可伸侵黑睛，甚则遮蔽瞳神影响视力。

【西医病名】

血翳包睛相当于西医学的角膜血管翳。

23. 抱轮红

【概念】

抱轮红是白睛红赤，环绕黑睛的眼病。

【出处】

本病名见于《原机启微》，其曰："白黑之间，赤环如带，谓之抱轮红者。"《仁斋直指方论》中也有类似的记载，称"乌轮赤晕"。

【病因病机】

抱轮红多因暴怒忿郁，急躁烦劳，肝胆火盛，热闭血滞，郁于风轮所致；或因过食辛辣炙煿，油甘肥腻，使脾胃积热，蒸灼黄仁，郁热内滞所致。本病可见舌红或绛，苔薄白。

【鉴别诊断】

（1）白睛红赤：离黑睛较远处红甚，近黑睛处不明显，红丝赤脉可随白睛外膜移动，部位不定，或满目红赤，或偏于一隅。

（2）白睛溢血：白睛瘀血不肿不胀，血色殷红似胭脂。

（3）巩膜充血：球结膜和巩膜组织的血管在某种情况下出现扩张充血，呈现眼白发红的表现。

（4）周期性巩膜外层炎：多发生在女性月经期，病变部位的巩膜外层与球结膜呈弥漫性充血和水肿，呈紫红色，每次发作时间短暂，复发不限定于一眼或同一部位，一般常发生在前巩膜区，无局限性结节形成。

【西医病名】

抱轮红相当于西医学的睫状充血，白睛红赤相当于西医学的结膜性充血，若两者同时存在，则谓白睛混赤，相当于西医学的混合型充血。

24. 神水将枯

【概念】

神水将枯是因精液亏虚，致目珠失却莹润光泽的眼病。

【出处】

本病名见于《证治准绳》。又名"神气枯瘁"（《目经大成》）。

【病因病机】

神水将枯多因饮食不节，脾胃虚弱，脾阳不升，运化失司，精气不能上承所致；或因阴虚有热，蒸烁膏汁所致；或因素有疳疾上目所致，小儿易患；或因久病之人，气血耗伤，津枯液竭所致。本病初起，双目干涩畏光，频频眨目，入暮视昏，白睛污浊，失去光泽，风轮两侧之气轮见银白色泡沫状物，常不易被人发觉，若病情发展，黑睛受累，呈灰白色混浊，遮掩瞳神，视物昏朦，如久而失治，风轮软陷破损，或生蟹睛，或为旋螺突起等变证，均可导致失明。

【鉴别诊断】

慢性结膜炎：表现为眼部干涩、痒，眼内好像有灰沙吹入，沙涩不适，晨起有眼分泌物黏住眼睑，白天眦部可见白色泡沫状分泌物，翻转眼睑可见睑结膜轻度充血、粗糙，有滤泡、乳头增生，血管纹理不清，严重时球结膜也有充血。

【西医病名】

神水将枯相当于西医学的角结膜干燥症。

25. 黄油障

【概念】

黄油障是眦部与黑睛之间的白睛上有略隆起之淡黄色斑块，状如油脂的眼病。

【出处】

本病名见于《证治准绳》，其曰："生于气轮，状如脂而淡黄浮嫩，乃金受土之湿热也。不肿不疼，目亦不昏，故人不求治。无他患，至老只如此。"

【病因病机】

黄油障多因风尘侵袭日久，于白睛常露之处变生而成；或因湿热犯肺，结聚白睛所致；或因气血内阻，郁于黑白睛之间而致；或因形体过劳，七情忧思，房事不节，使肝肾阴亏，虚火上炎，升扰于目所致。本病老人多见，可见黑睛内外侧近眦角的白睛上生一黄色脂膜，浮嫩而略高起，一般内侧者明显，外侧者较轻，无赤丝攀附，不侵入风轮，不损目力，多与凝脂翳、花翳白陷、混睛障、黄液上冲合并发生。

【鉴别诊断】

抱轮红与白睛红赤及白睛溢血不同。白睛红赤，离黑睛较远处红甚，近黑睛处不明显，红丝赤脉可随白睛外膜移动，部位不定，或满目红赤，或偏于一隅；白睛溢血，则白睛瘀血不肿不胀，血色殷红似胭脂。

（1）流金凌木：白睛处起菲薄白膜，状类胬肉，方位、数目不定，虽从气轮而附风轮，但不发展。

（2）胬肉攀睛：起自目眦，膜厚如肉而色红，赤脉满布其上，尖部可侵及黑睛，甚则遮蔽瞳神，影响视力。

【西医病名】

黄油障相当于西医学的睑裂斑。

四、风轮眼病

1. 风轮赤豆

【概念】

风轮赤豆是风轮上生颗粒，四周红丝缠绕，状若赤豆的眼病。

【出处】

本病名见于《证治准绳》，其曰："气轮有赤脉灌注，直落风轮，风轮上有颗积起，色红，初如赤小豆，次后积大，专为内有瘀血之故。"

【病因病机】

风轮赤豆因肝经积热，气血失调，目中血络瘀滞，郁结而成，外发于黑睛之上。本病尤以禀赋不足，或后天护养失宜，体弱夹痰之小儿易患。本病症见眼部涩痛不爽，畏光流泪，黑睛上有颗粒隆起如粟米，次后渐大，白睛有赤脉贯注，直入隆起之颗粒，状如赤豆，并可溃破，亦可自行消退。

【鉴别诊断】

金疳：两者皆可出现玉粒样小泡，周围绕以赤脉，以涩痛不适为主要表现。但金疳病变部位在白睛表层，为气轮眼病，相当于西医学的泡性结膜炎，而风轮赤豆病变部位在黑睛，可资鉴别。

【西医病名】

风轮赤豆相当于西医学的束状角膜炎。

2. 天行赤眼暴翳

【概念】

天行赤眼暴翳是双目患天行赤眼，白睛红赤肿痛，黑睛生星点翳障，或白睛红赤肿痛消退后，黑睛忽生翳障，伴畏光流泪的眼病。

【出处】

本病名见于《古今医统大全》，其曰："此因运气所加，风热淫郁，大概患眼赤肿，泪出而痛，或致头额俱痛，渐生翳障，遮蔽瞳仁，红紫不散，必有瘀血。"又称"暴赤眼后忽生翳"（《世医得效方》）、"大患后生翳"（《银海精微》）、"暴赤生翳"（《医宗金鉴》）。

【病因病机】

天行赤眼暴翳多因风热毒邪突从外袭，首犯肺经，肺主气轮，而气轮先病，肺经风热壅盛乘克肝木所致；或因素有五脏积热，内外相搏，上攻黑睛所致。本病初起多患天行赤眼，眼部痒涩不适，灼热疼痛，眵多黏稠，或泪多眵少，或畏光流泪。可见眼睑肿胀，白睛红赤，或赤而肿胀，继则黑睛生星点翳障，或白睛红赤渐消后，黑睛生星翳，位于黑睛旁，或位于黑睛区域，数目不等，耳前常可触及豆状样核，按之疼痛。本病病程较长，可持续数月，治后可留下细小瘢痕而影响视力。

【鉴别诊断】

（1）天行赤眼：两者均为猝感疫疠毒邪，起病急，传染快，易造成广泛流行。天行赤眼白睛出现点状、片状出血；天行赤眼暴翳则泪多眵少，发病1周后黑睛出现星翳而影响视力，愈后遗留翳障，且早期耳前肿核压痛。

（2）暴风客热：两者均有眼燃热赤痛、白睛红赤、胞睑浮肿的特点。暴风客热有一定传染性但不致广泛流行。

【西医病名】

天行赤眼暴翳相当于西医学的流行性角膜结膜炎，属病毒性角膜炎。

3.暴露赤眼生翳

【概念】

暴露赤眼生翳是胞睑失于卫护，致黑睛暴露而生翳，伴红赤疼痛，畏光流泪等的眼病。

【出处】

本病名见于《银海精微》。

【病因病机】

暴露赤眼生翳多因风牵睑出、睥翻黏睑等，使胞睑失于闭合而致；或因突起睛高、鹘眼凝睛、珠突出眶等症使胞睑未能覆盖黑睛所致。胞睑有卫护黑睛的功能，胞睑开闭自如，则黑睛润滑光泽，若不能闭合，使黑睛暴露，外与六气接触，最易伤津耗液，致使黑睛生翳，若复感邪毒，则变症丛生。本病症见胞睑闭合不全，眼内涩痛，畏光流泪，白睛红赤，黑睛暴露部位混浊，甚则生翳，翳呈灰白，视物不清，若复感邪毒者，则可发生凝脂翳等变症。

【鉴别诊断】

天行赤眼：《银海精微》对两者的鉴别描述详细，其曰："暴露赤眼生翳者，与天行赤眼同理，天行赤眼者，多传染于人，暴露赤眼但患一人而无传染之症，天行者，虽痛肿而无翳，暴露者痛而生翳。"

【西医病名】

暴露赤眼生翳相当于西医学的暴露性角膜炎。

4. 银星独见

【概念】

银星独见是黑睛生翳一二颗，其色如银，形如星的眼病。

【出处】

本病名见于《证治准绳》，其曰："大凡见珠上有星一二颗，散而各自生，过一二日看之不大者方是。"

【病因病机】

银星独见多因肾阴不足，或虚火上炎，火郁于风轮，结而为星所致；或因风热犯目，气实壅滞于络所致。本病症见患目不舒，畏光流泪，黑睛生翳一二个，小如星，白如银，不扩大、不连缀。本病预后良好，一般不留瘢痕；若留有薄翳，又位于瞳神者，多影响视力。

【鉴别诊断】

凝脂翳：黑睛生翳，其翳初起颗小而圆嫩，后渐渐长大，迅速向四周及深部发展，并可伴有黄液上冲，该病起病急、发展快，若初期误诊为银星独见施治则致目损，当以鉴别。

【西医病名】

银星独见相当于西医学的单纯性角膜炎。

5. 聚星障

【概念】

聚星障是黑睛生细小星翳，其翳可连缀、团聚、散漫，伴有畏光流泪，沙涩疼痛的眼病。

【出处】

本病名见于《证治准绳》。

【病因病机】

聚星障多因外感风邪所致，因风性轻扬，易犯上窍，风为六淫之首，易与他邪结合，常可夹热、夹寒，以夹热者居多；或因肝经伏火，火性上炎所致；或因痰火湿热熏灼黑睛所致；或因外感热病后，耗损肝肾阴液，肝肾阴虚，虚火上炎，又兼风邪所致。本病初起，眼内沙涩疼痛，畏光流泪，可见抱轮红赤或红赤不显，黑睛猝起翳障，状如针尖，或如星，色灰白或微黄，少则数颗，多则数十颗，或齐起，或先后渐次而生，排列形式不一，可散漫排列如云雾状，可连缀成串呈丝缕状，可纤曲融合呈地图状。若病情严重，可向深部发展，星点团聚而呈圆盘状。本病一般不作脓，但病程长，常反复发作，愈后常留瘢痕翳障。

【鉴别诊断】

（1）花翳白陷：黑睛生翳，渐渐厚阔，而中间低陷，状如花瓣。

（2）凝脂翳：初起虽生翳如星，但形状较大，多单个存在，且迅速扩大加深，翳如凝脂，多兼黄液上冲。

【西医病名】

聚星障相当于西医学的单纯疱疹病毒性角膜炎。

6. 聚开障

【概念】

聚开障是黑睛有翳障，时聚时散，形状不一，眼内涩痛，反复发作的眼病。

【出处】

本病名见于《证治准绳》，又称"时发时散翳"（《一草亭目科全书》)、"浮萍障"(《目经大成》)、"星月聚散"(《眼科统秘》)。

【病因病机】

聚开障多因湿热痰火所致,湿性黏腻,与热邪胶结,则缠绵难愈,反复发作;或因肝肾阴虚,复感湿邪或风邪所致。本病症见黑睛生翳,其状或圆或缺,或数点如星,或厚或薄,或如云似月,时聚时散,痛则出现,不痛则隐蔽,反复发作,月数发,也可一年数发,亦可因复感外邪而变生他证。

【鉴别诊断】

聚星障:两者均病灶易于变化,病情易于反复,但在形态上各不相同。《审视瑶函·识病辨症详明金玉赋》云:"聚开之障,时圆缺而时隐见,症因于痰火湿热。聚星之障,或围聚而或连络,病发多见于痰火。"

【西医病名】

聚开障相当于西医学的病毒性角膜炎(反复发作型)。

7. 混睛障

【概念】

混睛障是黑睛深层出现灰白色翳障,混浊不清如镜面呵气之状的眼病。

【出处】

本病名见于《审视瑶函》,又称"混睛外障"(《秘传眼科龙木论》)、"混障"(《证治准绳》)、"气翳"(《目经大成》)。

【病因病机】

混睛障多因肝经风热,升扰于目,损及黑睛所致;或因外受湿邪,或内蕴湿热,湿浊熏蒸,上犯黑睛所致;亦因素体阴虚,劳瞻竭视,雕镂细作,致肝肾阴亏,虚火上炎所致。本病初起,自觉眼部沙涩泪出,畏光疼痛,晨起较甚,视物昏朦,见黑睛中央或边际，生灰白色深翳，如浊烟笼罩，失却晶莹润泽之色，甚则黑睛全白，如镜面呵气之状，从侧面视之，能隐见瞳神。随病之发展，赤脉可自边际侵入黑睛，以致遮满乌珠，呈一片赤色混浊翳障，严重危害视力。本病黑睛表面粗糙如磨砂玻璃，荧光素染色阴性，若及时治疗，翳障尚可变薄，或可全退；若翳痕不能退尽，留有宿翳，则影响视力。本病易反复发作，轻者数月一发，重者月余一发，年深日久，则黑睛全变白色。

【鉴别诊断】

（1）花翳白陷：黑睛出现灰白色翳障，中央凹陷，周围隆起，荧光素染色阳性。

（2）宿翳：为黑睛病变后遗留瘢痕，只有视力不同程度的障碍，而无眼红眼痛、畏光流泪等症。

【西医病名】

混睛障相当于西医学的角膜基质炎。

8.偃月侵睛

【概念】

偃月侵睛是风轮上际生翳，逐渐向下侵蚀黑睛，状若初月的眼病。

【出处】

本病名见于《证治准绳》，又称"偃月障症"（《审视瑶函》）、"外偃月"（《眼科金镜》）。

【病因病机】

偃月侵睛多因食辛辣炙煿，热从内生，热邪伤肺，肺火及肝所致；或因暴怒嗜酒，肝脾湿热内蕴，生痰化火，蒸灼黑睛而成。本病初起，眼部磨涩不适，或畏光流泪，见白睛抱轮红赤，白睛与黑睛交界处生白翳，自上逐渐向下侵蚀黑睛，如新月之形，甚则向黑睛四周发展，侵及整个黑睛，遮盖瞳神，目力受损。

【鉴别诊断】

偃月内障：病发于瞳神内黄精上半部，混浊发白，形若新月之状，轻者则昏渺，重则瞳神皆白，不能视物，乃内障欲成之候。

【西医病名】

偃月侵睛相当于西医学的角膜变性。

9.花翳白陷

【概念】

花翳白陷是黑睛生翳，四周高起，中间低陷，形如花瓣的眼病。

【出处】

本病名见于《秘传眼科龙木论》，又称"花白翳陷"（《目经大成》）。

【病因病机】

花翳白陷多因外感风热毒邪，内积肺肝之热，壅实上冲，火灼目络，膏液蒸伤，气血壅滞而成。本病症见畏光难睁，眵多流泪，眼睑肿胀，目珠刺痛，甚则剧痛，抱轮红赤或白睛混赤，黑睛起翳，状如掐碎之花瓣，或如碎米，或如鱼鳞，其色灰白或微黄，渐渐厚阔，中间低陷，重者可漫及整个黑睛，或出现黄液上冲，甚则黑睛溃破，变生蟹睛；亦有其翳不从沿际起，从四散而生，状如细条，或细颗如星，逐渐长大，愈后留下瘢痕，影响视力。

【鉴别诊断】

凝脂翳：黑睛生翳，其翳肥浮脆嫩如脂，其色或黄或白，善变而速长，甚或伴有黄液上冲。

【西医病名】

花翳白陷相当于西医学的角膜溃疡，主要包括蚕食性角膜溃疡及细菌性角膜溃疡。前者病因不明，可能是一种自身免疫性疾病；后者为多种细菌引起的角膜溃疡。另外，角膜表层骤起裂痕，属中医风轮激开范畴；角膜溃疡后期分泌物已吸收角膜表面成凹陷，属中医花翳低陷范畴。

10.凝脂翳

【概念】

凝脂翳是黑睛生翳，其翳肥浮脆嫩如脂，其色或黄或白，善变而速长，甚或伴有黄液上冲的眼病。

【出处】

本病名见于《证治准绳》。

【病因病机】

凝脂翳多因黑睛表层损伤，或素有漏睛，风热邪毒乘隙袭入所致；或因脏腑蕴热，内热外邪交攻，热毒相搏，蒸灼肝胆络脉，致气血瘀滞，黑睛失养，蓄腐成脓，黑睛溃烂而成；或因其他黑睛病变，如花翳白陷、聚星障等邪毒积盛，复感风热，转化而成。本病初起自觉眼内沙涩，灼热刺痛，畏光流泪，白睛红赤，黑睛上有翳如星，其色灰白或微黄，表面污浊，边缘不清，中有凹陷，上复薄脂，为凝脂早期，此时若治疗及时，病情多可控制，愈后留有冰瑕翳或云翳。若治不及时，正不胜邪，邪气扩张，病情向深发展，则症见头目剧痛，强烈畏光，胞睑难睁，热泪如汤，白睛混赤臃肿，风轮复有一片凝脂，色黄浮嫩，边缘肥厚不清，凹陷逐渐变大渐深，甚者可漫及整个黑睛，因神水受灼，而于黑睛内、黄仁前下方出现黄色脓液，为黄液上冲，若诊治及时，病情尚可控制，但愈后常留厚翳。若病情继续进展，黑睛溃烂变薄，深层组织向前呈泛起状，突起呈黑色小泡者，称黑翳如珠，甚则黑睛溃破，黄仁绽出，其状如蟹睛，结瘢后留有斑脂翳，若溃破口小，且位于黑睛正中，黄仁未能脱出，神水时溢而形成正漏。若毒攻珠内，病势更为凶险，终为目珠塌陷而失明。亦有发病来势迅猛、病情凶险者，初起即头目剧痛难忍，夜不能眠，胞睑肿胀难睁，强开泪涌如泉，眵多黏稠，色呈黄绿，白睛混赤肿胀，形如虾，风轮大片凝脂，表面呈黄绿色，黄液上冲极为严重，病情发展更为迅速，可于一至二日内黑睛溃破，黄仁、神膏绽出，变证蜂起，若二便闭塞者，火毒不能外泄，更为险候。如《证治准绳·七窍门》云："此证为病最急。起非一端，盲瞽者十有七八。在风轮上有点，初起如星，色白中有糜。如针刺伤，后渐长大变为黄色，糜亦渐大为窬者。有初起如星，色白无糜，后渐大而变，色黄始变出糜者，有初起便带鹅黄色，或有糜或无糜，后渐渐变大者。或初起便成一片如障，大而厚，色白而嫩，或色淡黄，或有糜或无糜而变者，或有障，又于障内变出一块如黄脂者，或先有痕糜，后变出凝脂一片者……但见起时，肥浮脆嫩，能大而色黄，善变而速长者，即此病也。初起时微小，次后渐大，甚则为窬为漏，为蟹睛，内溃精膏，外为枯凸，或气极有声，爆出稠水而破者。此皆郁遏之极，蒸烁肝胆二络，清气受伤，是以蔓及神膏，溃坏虽迟，不过旬日，损及瞳神。若四围见有瘀滞者，因血阻道路，清汁不得升运之故。若四围不见瘀赤之甚者，其内络深处必有阻滞之故。凡见此证当作急，晓夜医治，若迟，待长大蔽满乌珠，虽救得珠完，亦带病矣。去后珠上必有白障，如鱼鳞，外圆翳等状，终身不能脱。若结在当中，则视昏渺。凡目病有此证起，但是头疼珠痛，二便燥涩，即是急之极甚。"

本病来势猛、发展快、变化多，前人强调昼夜监守医护，及早医治。

【鉴别诊断】

花翳白陷：黑睛生翳，四周高起，中间低陷，形如花瓣。

【西医病名】

凝脂翳相当于西医学的细菌性角膜炎，主要指匐行性角膜溃疡和绿脓杆菌性角膜溃疡。

11. 黑翳如珠

【概念】

黑翳如珠是黑睛生翳溃蚀，欲破未破之际，突起黑色小疱，状似黑珠，大小高低不等、数目多寡不一的眼病。

【出处】

本病名见于《秘传眼科龙木论》。

【病因病机】

黑翳如珠多因外感风热邪毒，内积肝经之热，内外合邪，邪毒炽盛，攻损黑睛所致；或因黑睛疾病治之不当或治不及时，病变发展而成。本病多见于凝脂翳、花翳白陷等黑睛疾病，以及小儿疳病之严重阶段。本病症见患眼疼痛畏光，甚或痛极难忍，寝食不安，眼睑难睁，热泪常流。检视眼部时，宜细心谨慎，动作轻巧，撑开眼睑可见抱轮红赤，甚则白睛混赤而肿，黑睛溃烂，并出现突起之黑色小疱，形状如珠，数目多少不一，若病情继续发展，则有黑睛溃破变生蟹睛之险。正如《证治准绳·七窍门》谓："风轮际处，发起黑泡如珠子圆而细，或一或二，或三四五六，多寡不一。其证火实盛者痛，虚缓者不痛。治亦易平。若长大则有裂目之患。"小儿疳病并发黑翳如珠者，多为双眼发病，一般不红不痛，只是畏光，且兼有其他疳积症状。

【鉴别诊断】

（1）花翳白陷：黑睛生翳，四周高起，中间低陷，形如花瓣。

（2）蟹睛：黑睛破溃后，黄仁绽出，状如蟹眼，瞳神必有改变，如杏仁、枣核等状。

【西医病名】

黑翳如珠相当于西医学的角膜炎。

12.蟹睛

【概念】

蟹睛是黑睛溃破，黄仁自溃口绽出，状如蟹眼的眼病。

【出处】

本病名见于《圣济总录》，但《太平圣惠方》中已有记述，称"蟹目"，其曰："夫蟹目者，由脏腑壅滞，肝有积热，上冲于目，令目痛甚，当黑睛上生黑珠子，如蟹之目，故以为名焉。或有如豆者，名曰损翳，极是难治。"本病又称"蟹睛疼痛外障"（《秘传眼科龙木论》）、"蟹睛突起"（《古今医统大全》）、"蟹睛横出"（《目经大成》）、"蟹珠"（《银海指南》）、"蝇头蟹眼外障"（《眼科纂要》）。

【病因病机】

蟹睛多因凝脂翳、花翳白陷等病向深层发展，腐蚀风轮，使其溃破，黄仁绽出而成；或因上述病变发展至黑翳如珠时，因咳嗽、喷嚏、怒吼、号哭、大便用力等震破黑睛，黄仁乘势脱出所致；或因严重小儿疳眼治不及时所致；也可因外伤引起。本病见黑睛溃破，而后于风轮瞳领区旁（或偏上偏下，或偏左偏右），见黄仁从破口绽出，其色黑褐，状如蟹眼，甚则横长如黑豆，周围被翳障缠绕，瞳神变形，如杏仁、枣核状，愈后则遗留斑脂翳之类。

【鉴别诊断】

黑翳如珠：黑睛生翳日久，黑睛欲破而未溃破之时，突起黑疱，状如珠子。

【西医病名】

蟹睛可见于西医学的角膜穿孔、虹膜脱出。

13. 斑脂翳

【概念】

斑脂翳是蟹睛愈后结瘢，其色白中带黑，瞳仁欹侧，目光减退的眼病。

【出处】

本病名见于《证治准绳》，其曰："若治欠固，或即纵犯，则斑迹发出细细水泡，时起时隐，甚则发出大泡，起而不隐，又甚则于本处作痛，或随丝生障，或蟹睛再出矣。其病是蟹睛收回，结疤于风轮之侧。"

【病因病机】

斑脂翳多因黑睛疾患，病情重，邪毒盛，未能得以控制，以致黑睛溃破，黄仁嵌入，愈后结瘢而成；也有因外伤所致者，症见风轮上有一表面光滑、边缘清楚的色白翳障，其中心带黑，或带青，或焦黄，或微红，或有细小赤脉牵绊，部分黄仁嵌在翳障之中，致使瞳仁欹侧，状如杏仁、枣核，或如三角、半月状。本病若翳障掩及部分或全部瞳神，则严重影响视力，还可在斑脂翳障上发生或小或大的水疱，发息无时，发时则眼痛流泪。

【鉴别诊断】

（1）花翳白陷：黑睛生翳，渐渐厚阔，而中间低陷，状如花瓣。

（2）聚星障：黑睛生细小星翳，或连缀，或团聚，或散漫，伴有畏光流泪，沙涩疼痛。

【西医病名】

斑脂翳相当于西医学的角膜瘢痕。宿翳中的冰瑕翳、云翳、厚翳、斑脂翳又分别相当于西医学之角膜薄翳、角膜斑翳、角膜白斑、粘连性角膜白斑。西医学的点状角膜翳对应的是星翳，老年环对应的是偃月障。

14. 正漏

【概念】

正漏是黑睛中间有细小漏口，神水不断渗出的眼病。

【出处】

本病名见于《证治准绳》。

【病因病机】

正漏多因凝脂翳、花翳白陷等黑睛病变，以及锐气刺伤病史，使黑睛溃破，肝胆邪热内蕴，致疮口难敛，神水常流而成。本病症见风轮上有针尖大小之漏口，位于中央，或略偏，漏口处呈稍凹陷的黑色小点或隆起，周边绕以白色翳障，细察之，时见神水漏出，可并发内障。本病若治不及时，邪毒乘漏侵入珠内，发生变症，可致失明。本病治疗应以手术为主，服药可从肝肾着手。

【鉴别诊断】

（1）花翳白陷：黑睛生翳，渐渐厚阔，而中间低陷，状如花瓣。

（2）凝脂翳：黑睛生翳，状如凝脂，多伴有黄液上冲。

【西医病名】

正漏相当于西医学的角膜漏。

15. 旋螺尖起

【概念】

旋螺尖起是黑睛生翳，使黑睛中央高而绽出，状若螺蛳的眼病。

【出处】

本病名见于《秘传眼科龙木论》，又称"旋螺突出"（《异授眼科》）、"醯螺出壳"（《目经大成》）。《证治准绳·七窍门》云："乃气轮以里乌珠，大概高而绽起，如螺蛳之形，圆而尾尖，视乌珠亦圆绽而中尖高，故曰旋螺尖起。"

【病因病机】

旋螺尖起常见于凝脂翳、花翳白陷等黑睛病变后期，多因肝经积热，热毒壅积黑睛所致。本病可见黑睛生翳后，中央溃烂变薄，忽然尖起，色呈青白，日久周围可有血丝缠绕，其状尖凸似螺蛳，若瞳神尚未尽损，可服药救治，若瞳神全损，即成痼疾。可外用七宝散（《银海精微》）点眼。若气轮自平，水轮尚明，风轮高耸而起者，为旋胪泛起，不属本病范畴。

【鉴别诊断】

混睛障：黑睛深层生翳，状若圆盘，其色灰白，混浊不清，漫掩黑睛，多有碍视力。

【西医病名】

旋螺尖起相当于西医学的角膜葡萄肿。

16. 宿翳

【概念】

宿翳是黑睛疾患或外伤后遗留的瘢痕翳障。宿翳因其厚薄、形态、色泽等各异，临证表现不同，所以名称较多。按其翳之厚薄程度而分，最薄者为冰瑕翳，在黑睛之上，仔细观之，隐隐可见；稍厚者为云翳，在黑睛之望之可见，如白云一片遮睛；

最厚者为水晶障，又名玉翳浮瞒，俗称厚翳。按其黑睛病变的程度而分，黑睛与黄仁黏定，轻而小者，其翳如钉，称钉翳根深。按其色泽而分，黑睛上其色白中带黑或带青，或焦黄，或微红，或有细细赤脉，称斑脂翳；其障薄，色昏白而带焦黄，或带微红色，状似玛瑙，称玛瑙内伤。按其形态而分则名称亦多，如剑脊翳、圆翳外障、鱼鳞障、白果、阴阳翳、连珠外翳、虚潭呈月、冰壶秋月、孤星伴月、剑横秋水等。其他还有陷翳、沉翳、老翳等。

【出处】

本病名见于《证治准绳·七窍门》，其曰："薄薄隐隐，或片或点，生于风轮之上，其色光白而甚薄，如冰上之瑕。"

【病因病机】

《证治准绳·七窍门》云："凡风轮有痕瓣者，点服不久，不曾补得水清膏足，及凝脂聚星等证初发，点服不曾去得尽绝，并点片脑过多，障迹反去不得尽，而金气水液凝滞者，皆为此证。"宿翳对视力的影响以其位置和厚薄而定，若位于黑睛中央，不论翳之厚薄，均遮挡瞳神，影响视力；若翳厚大遮满黑睛，则使人仅辨三光及影动。

【鉴别诊断】

新翳：两者均属黑睛生翳。新翳指病初期，黑睛混浊，表面粗糙，其翳轻浮脆嫩，基底不净，边缘模糊，具有向周围与纵深发展的趋势，荧光素溶液染色检查阳性，并伴有不同程度的目赤、干涩疼痛、畏光流泪等症。

【西医病名】

宿翳相当于西医学的角膜瘢痕。

17. 玉翳浮瞒

【概念】

玉翳浮瞒是因肝经风热，上攻于目，致眼中或肿或痛，逐渐结成白翳，遮蔽瞳仁的眼病。

【出处】

本病名见于《银海精微》。

【病因病机】

玉翳浮瞒因肝经风热，上攻于目所致。本病初起可见红肿赤脉穿睛，渐渐生白翳膜如碎米，久则成片遮蔽乌睛，凝结如玉色。《银海精微》云："如此之状，有进有退，有红有泪，发歇未定。治法，用阴三阳二药吹点一次，眼泪带药汪汪流出，如此之状，八翳膜必能渐渐收卷，浑如磨镜，尘埃去尽，明必复矣。若发年久，无进无退，不红不痛，纵有丹药之验，刀针之利，终无措手之处，拨云坠翳，服药之圣，功效不能施为。纵然公侯王孙，若受此疾为废人矣。虽有千金之贵，天下之良医，莫能山共手也。"

【鉴别诊断】

（1）凝脂翳：黑睛生翳，状如凝脂，多伴有黄液上冲。

（2）湿翳：多为黑睛外伤或异物剔除术后，风热邪毒侵入所致，黑睛生翳，翳形微隆，外观似豆腐渣样，干而粗糙。

【西医病名】

玉翳浮瞒相当于西医学的角膜病变。

五、水轮眼病

1. 黄液上冲

【概念】

黄液上冲是黑睛与黄仁之间积聚脓液，色黄而向上漫增的急重眼病。

【出处】

本病名见于《目经大成》，又称"黄膜上冲"（《世医得效方》）、"黄膜上冲外障"（《秘传眼科龙木论》）、"黄脓上冲"（《眼科开光易简秘本》）、"推云"（《银海指南》）。

【病因病机】

黄液上冲多与热邪有关。外感毒邪，热毒上扰于目，症见头目疼痛，黑睛与黄仁之间出现黄脓液体积聚。若肝胆热毒所致，则见黑睛与黄仁之间脓黄质稠，白睛混赤，头痛，口苦咽干，舌红苔黄，脉弦滑或滑数。如嗜食辛辣炙煿、肥甘厚腻之品，脾胃积热，上冲于目所致，则见畏光流泪，目珠疼痛，黑睛有黄脓出现，脓液向上漫增，甚则掩及瞳神，小便短赤，大便秘结，舌红，苔黄腻，脉滑数。若脾胃虚弱，郁久化火所致，则见黑睛黄仁之间有少量黄脓液体，病情迁延日久难愈，还伴见面色少华，舌淡苔白，脉细弱或迟。

【鉴别诊断】

凝脂翳：发于黑睛，状如凝脂，色黄一片，具有起病急，发展快，病情重等特点。

【西医病名】

黄液上冲相当于西医学的前房积脓。

2. 瞳神紧小

【概念】

瞳神紧小是瞳神紧缩变小，甚则如针，展缩失灵，视力下降的眼病，是以瞳神形态发生改变而命名的中医病名。又称瞳神细小、瞳神焦小、瞳神缩小、瞳仁锁紧。

【出处】

《证治准绳·杂病》首次对本病以"瞳神紧小"而命名，

又对其病因病机、证治及预后进行了较为详细的论述。《审视瑶函》中称"瞳神缩小",其曰:"瞳神渐渐细小如针簪脚,甚则缩小如针也。"《原机启微》云:"其病神水紧小,渐小而又小,积渐之至,竟如菜子许。"本病又称"瞳仁锁紧"(《银海精微》)、"瞳神焦小"(《一草亭目科全书》)。

【病因病机】

瞳神紧小多因外感风热或肝胆火邪循经上犯黄仁,灼伤黄仁所致;或因嗜食辛热肥甘厚味之物,脾胃湿热,上熏于目所致;或因外感风湿,内蕴热邪,两邪相搏,上蒸清窍所致;或因久病伤阴,肝肾阴亏,虚火煎灼,黄仁展而不缩所致;亦可因为某些眼病(凝脂翳、花翳白陷、混睛障等)病邪深入或外伤损及黄仁而成。

【鉴别诊断】

(1)绿风内障:两者均出现眼目疼痛,畏光流泪,抱轮红赤甚则混赤,黑睛后有沉着物,黄仁纹理不清,视力急剧下降等症。绿风内障见头目剧烈胀痛,痛连目眶,疼痛如脱状,伴有恶心呕吐,视力急剧下降,黑睛混浊呈雾状,瞳神散大,瞳内气色呈淡绿色,黄仁与黑睛距离常缩小,触之眼珠坚硬,甚则胀硬如石。

(2)天行赤眼:表现为白睛红赤,甚则有点状或片状出血点,黑睛透明,或表面生星翳,神水、前房、黄仁均正常,瞳神形圆,大小、缩展正常,具有传染性快,易造成广泛流行的特点。

【西医病名】

瞳神紧小相当于西医学的急性前葡萄膜炎。

3.目赤如鸠眼（狐惑）

【概念】

目赤如鸠眼（狐惑）是目痛畏光，白睛红赤如鸠之眼，伴有口舌、咽部、前后二阴疮疡溃烂及皮肤红斑结节等症状的眼病。

【出处】

本病名最早见于张仲景的《金匮要略》，其曰："狐惑之为病，状如伤寒，默默欲眠，目不得闭，卧起不安，蚀于喉为惑，蚀于阴为狐。"认为狐惑病"初得之三四日，目赤如鸠眼；七八日，目四眦黑"。

【病因病机】

目赤如鸠眼（狐惑）多因恣食肥甘油腻、辛辣炙煿，脾胃积热所致。本病轻则可见神水、神膏混浊不清，甚则黑睛下际有黄液上冲，口舌生疮，累发不止，皮肤时发红斑结节，大便秘结，苔黄腻，舌质红，脉滑数。肝开窍于目，肝经布两胁，上循咽喉，连目系，下络阴器。若湿热蕴蒸肝胆，则症见目赤肿痛，畏光流泪，口苦咽干，胁肋疼痛，急躁易怒，二阴溃烂，小便短赤，大便秘结，舌红苔黄，脉弦滑数。若病久则累及肝肾，导致肝肾阴虚，虚火上炎，表现为目赤畏光疼痛，视物昏朦，头晕耳鸣，腰膝酸软，颧红面赤，五心烦热，前后二阴溃烂，舌质红，脉细数。

【鉴别诊断】

虹膜炎：眼部结核感染、眼科局部疾病引起的虹膜炎及其他风湿免疫病导致的虹膜炎等，需与仅表现为虹膜炎的白塞病进行鉴别。

【西医病名】

目赤如鸠眼（狐惑）相当于西医学的白塞病。

4. 瞳神干缺

【概念】

瞳神干缺是因瞳神紧小失治误治，导致黄仁干枯不荣的眼病，表现为瞳神失去正圆形，边缘参差不齐，形如梅花、锯齿或虫蚀。

【出处】

本病名最早见于《秘传眼科龙木论》，其曰："此眼初患之时，忽因疼痛发歇，作时难忍，夜卧不得睡，即瞳神干缺。或上或下，或东或西，常不圆正，不辨三光，久后俱损。"《银海精微》云："劳伤于肝，故金井不圆，上下东西如锯齿，偏缺参差，久则渐渐细小，视物蒙蒙，难辨人物。"

【病因病机】

瞳神干缺由瞳神紧小演变而来，具体病机参见"瞳神紧小"。

【鉴别诊断】

瞳神紧小：二者属西医学前葡萄膜炎的两个阶段，有相似性，如二者病变部位均累及黄仁，且病因病机和临床表现等方面大体相似。

【西医病名】

瞳神干缺相当于西医学的慢性前部葡萄炎。

5. 瞳神散大

【概念】

瞳神散大是瞳神开大，不能敛聚，难以恢复正常的眼病。

【出处】

本病名首见于《证治准绳》。《审视瑶函》对其症状有较详细的论述，其曰："瞳神散大，而风轮反为窄窄一周，甚则一周如线也。"本病又称"辘轳展开"（《银海精微》）、"瞳仁开大"

（《秘本眼科捷径》）。

【病因病机】

瞳神散大病因分内外因两种。外因可以为外伤瞳神，出现瞳神散大，或偏斜不圆，展缩失灵，甚则视物昏朦，或血灌瞳神等。内因为嗜食辛辣炙煿之品，积热生火，耗伤气阴，脾胃蕴热，致瞳神散大，可见胃脘痞闷，不思饮食，口干咽燥，脉细数；或因暴怒忿郁，忧思惊恐等情志伤及肝脾，致瞳神散大，可见口干咽燥，胸胁胀痛，烦躁易怒，嗳气，舌红苔黄，脉弦数；或因肝风痰火上攻头目致瞳神散大，可见头目胀痛，舌红苔黄，脉弦滑；或因久病肝肾阴虚，虚火上炎，出现瞳神散大，可见视物模糊，眼干涩不爽，腰膝酸软，耳鸣耳聋，遗精滑泄，舌红少苔，脉虚细数。

【鉴别诊断】

瞳孔不对称：多发生于 30 岁以下的女性，以瞳孔紧张及膝腱反射消失为主要症状。表现为一侧瞳孔散大，光反应及调节反应消失，但强光持续照射半分钟以上可出现缓慢地瞳孔缩小，双眼会聚 5 分钟亦可显示瞳孔缓慢地收缩，不伴有畏光、视物模糊等不适。

【西医病名】

瞳神散大相当于西医学的瞳孔散大。

6. 通瞳

【概念】

通瞳指瞳仁极度开大，似无黄仁，瞳仁与黄仁通混不分的眼病。

【出处】

本病名见于《银海精微》，其曰："通者，黄仁水轮皆黑，黄仁似无，瞳仁水散，似无瞳仁，此黄仁与瞳仁通混不分，号曰通瞳。"《眼科纂要》又称"小儿通睛内障"。

【病因病机】

通瞳可分先天、后天两种。与生俱来者与先天发育异常有关。后天者多因突然惊恐，惊则气乱，恐则气下，以致瞳仁极度开大而发病；或因肝经风邪上壅，或外伤头部，血瘀络滞出现瞳神极度散大而发病。

【鉴别诊断】

绿风内障晚期之瞳仁极度散大：二者病变部位均在瞳仁，均表现为瞳神极度散大。其中绿风内障先有眼胀难忍，头痛恶心，眼硬如石，瞳神呈淡绿色或淡黄色，至晚期方见瞳神极度散大，不见三光，常伴黄精混浊。通瞳初期即见瞳仁极度开大，以瞳仁与黄仁通混不分为主要表现。

【西医病名】

通瞳相当于西医学的瞳神散大。

7. 重瞳

【概念】

重瞳指单眼或双眼有一个以上的瞳神。

【出处】

本病名最早见于《史记》，其曰："舜目盖重瞳子，又闻项羽亦重瞳子。"

【病因病机】

重瞳与生俱来，多因胎儿眼目发育异常，可见原瞳神区内有一个以上瞳神，大小不等，形态不一，阳看则小，阴看则大，黄仁展缩如常，若平素眼无所苦，视物如常，无须处理，若视一为二者，须手术治疗。

【鉴别诊断】

双瞳：重瞳是正常表现，而双瞳是病理表现。双瞳也会出现两个瞳孔，但位置不同，大小不同，会出现不对称或不规则形状。先天性双瞳具备一定遗传性，后天性双瞳大部分和眼内炎症或外伤有关。

【西医病名】

西医学认为重瞳是早期白内障的表现。

8. 血灌瞳神

【概念】

血灌瞳神指各种原因导致目中之血不能循经而行，溢于络外，灌入瞳神内外的眼病。

【出处】

本病名最早见于《证治准绳》，其曰："谓视瞳神不见其黑莹，但见其一点鲜红，甚则紫浊色也。病至此，亦甚危，且急矣。初起一二日尚可救，迟则救亦不愈。"本病又称"血灌瞳仁"(《银海精微》)、"血灌瞳神外障"(《秘传眼科龙木论》)、"血灌瞳神内障"(《眼科纂要》)。

【病因病机】

血灌瞳神多因肝胆火炽，灼伤目络，迫血妄行所致，可见眼前黑影遮挡，视力骤降，口苦咽干，胸胁胀痛，舌红苔黄，脉弦数；或因肝肾阴虚，虚火上炎，灼伤目络而致，可见眼前红光满目或黑影飘荡，头晕耳鸣，腰膝酸软，五心烦热，口燥咽干，舌红少苔，脉细数；或因心脾两虚，气虚不能摄血，血不循经，溢于瞳神而致，可见黑影遮挡，视物模糊不清，神疲乏力，面色无华，心悸健忘，舌淡苔白，脉细无力；或因眼部外伤损及目络，血溢脉外，灌入瞳神而致，可见舌质紫暗，或有瘀斑，脉弦涩。

【鉴别诊断】

云雾移睛：后部血灌瞳神（玻璃体积血）与云雾移睛（炎

性玻璃体混浊、退变性玻璃体混浊）病变部位均在玻璃体，临床均表现为眼前阴影、视力下降。不同之处在于后部血灌瞳神眼底或可透见出血病灶，或眼底窥视不入，见于眼外伤或视网膜血管性疾病；云雾移睛眼底可透见水肿、渗出病灶，常见于葡萄膜炎及视网膜炎。

【西医病名】

血灌瞳神临床分前部和后部，前部为血灌于黑睛和黄仁之间，相当于西医学的前房积血；后部为血灌于瞳神之内，溢于神膏，相当于西医学的玻璃体积血。

9. 内障

【概念】

内障泛指瞳神以内的眼病。

【出处】

本病名见于《秘传眼科龙木论》，书中记载眼病七十二种，分为内外障两类，属内障类者二十三种。内障按其症状不同，又可分为数类。如目暗内障、雀目内障、圆翳、散翳、枣花翳等内障类。《证治准绳》云："内障先患一目，次第相引，两目俱损者，皆有翳在黑睛内遮瞳子而然。"

【病因病机】

唐由之主编的《中国医学百科全书·中医眼科学》中对内障病因病机描述详细，其曰："热气怫郁，玄府幽深之源闭塞，使脉络气血、营卫津液，不能升降出入，或损伤气血，耗其精华，目无所见，而成青盲目暗等内障；有因忧思恐怒，劳逸饥饱，过而不节，皆伤脾胃，脾胃受伤，则阳气下陷，五脏六腑之中阳气皆衰，目失清阳之气，或秉受不足，元阳气弱，易成雀目内障诸证；有因喜怒不节，肝木不平，内夹心火，或痰火头风等因，易酿成五风内障之类；或由耽酒嗜色，劳逸失度，哭泣太伤，思虑过度，竭视劳瞻，断伤真元，耗损气血，或年迈体衰，肝肾不足等因，易罹圆翳内障等症。"

【鉴别诊断】

青盲：眼外观正常，唯视力逐渐下降，或视野缩小，甚至失明。《证治准绳》云："夫青盲者，瞳神不大不小，无缺无损，仔细视之，瞳神内并无些少别样气色，俨然与好人一般，只是自看不见，方为此证。若有何气色，即是内障，非青盲也。"

【西医病名】

内障相当于西医学的晶状体病变及眼底出血、水肿、渗出等。

10. 圆翳内障

【概念】

圆翳内障是因高龄体弱，精气日衰，目失涵养，导致瞳神内出现圆形银白色或棕色翳障的眼病。

【出处】

本病的记载最早见于《外台秘要·出眼疾候》，其云："眼无所因起，忽然膜膜（或作漠漠，指视物模糊不清），不痛不痒，渐渐不明，久历年岁，遂致失明。令观容状，眼形不异，唯正当眼中央小珠子里，乃有其障，作青白色，虽不辨物，犹知明暗三光，知昼知夜。"本病名最早见于《秘传眼科龙木论》，其曰："凡眼初患之时，眼前多见蝇飞，花发，垂缨，薄烟轻雾，渐渐加重；不痛不痒，渐渐失明，眼与不患眼相似，且不辨人物，惟睹三光。患者不觉，先以一眼先患，向后相牵俱损。"《证治准绳》称"如银内障"，其曰："瞳神中白色如银也……重则瞳神皆雪白而圆亮。"

【病因病机】

圆翳内障多因年老体弱，精血亏虚，晶珠失于涵养而致，自觉眼前有点条状隐影飘浮，伴有耳鸣耳聋，腰膝酸软；或因七情内伤，肝郁气滞，郁久化火上攻头目所致，伴有口苦黏腻，大便秘结，小便色黄，舌红苔腻或黄腻，脉弦滑；或因房劳过度，肝肾亏虚，虚火上炎，上灼晶珠所致，伴有头晕耳鸣，健忘失眠，腰膝酸软，口干，舌红，少苔，脉细弱；或因脾气虚弱，水谷精微输布乏力，不能濡养晶珠所致，伴有视力渐降，面色萎黄，少气懒言，倦怠乏力，舌淡苔白，脉缓弱或濡。

【鉴别诊断】

胎患内障：两者均属内障眼病，临床均表现为视力下降，两眼发病。而圆翳内障发于老年人，无外伤史，视力渐降；胎患内障发于胎儿，视力降低。

【西医病名】

圆翳内障：相当于西医学的老年性白内障。

11. 胎患内障

【概念】

胎患内障是患儿出生后，即见黄精部分或全部呈现白色翳障的眼病。

【出处】

本病名首次见于《秘传眼科龙木论》。《世医得效方·卷十六》详述其状，其云："初生观物，转睛不快，至四五岁瞳仁洁白，昏蒙不见，延至年高，无药可治，由胎中受热致损也。"

【病因病机】

《秘传眼科龙木论》谓："此眼初患之时，皆因乳母有吃食乖违，将息失度，爱食湿面五辛，诸毒丹药，积热在腹。"故胎患内障或因孕妇偏食肥甘炙煿之品而致；或因劳逸失度，寒热不节，气血失和，累及胎儿而致；或因乱投诸毒丹药而致。

【鉴别诊断】

圆翳内障：发于老年人，无外伤史，视力渐降。

【西医病名】

胎患内障相当于西医学的先天性白内障。

12. 惊振内障

【概念】

惊振内障是眼珠被物击伤或被锐器刺伤，损及黄睛而变混浊的眼病。

【出处】

本病名最早见于《秘传眼科龙木论》，其曰："眼初患之时，忽因五脏虚劳受疾，亦由肝气不足，热毒冲入脑中，或因打筑，脑中恶血流下，渐入眼内，后经二三年间变成白翳。"

【病因病机】

本病多因棍棒、竹木或锐器等筑打或撞振所致。

【鉴别诊断】

（1）圆翳内障：两者均属内障眼病，临床均表现为视力下降，而圆翳内障见于老年人，无外伤史，视力渐降，一般两眼发病；惊振内障发病无年龄的限制，有外伤史，视力降低。

（2）物损真精：指外物损伤，导致眼珠破损，视力减退，甚至失明的眼病，相当于穿孔性眼外伤。

【西医病名】

惊振内障相当于西医学的外伤性白内障，"撞击伤目""真睛破损""触伤真气"与此同类。

13.神珠自胀

【概念】

神珠自胀是自觉眼珠胀痛，甚则眉棱亦感酸胀的眼病。

【出处】

本病名首见于《证治准绳·七窍门》，其曰："目珠胀也，有内外轻重不同。若轻则自觉目内胀急不爽，治亦易退。重则自觉胀痛甚，甚则人视其珠，亦觉渐渐胀起者，病亦发见于外已甚。大凡目珠觉胀急而不赤者，火尚微，在气分之间。痛者重，重则变赤，痛胀急重者，有瘀塞之患。疼滞甚而胀急，珠觉起者，防鹘眼之祸。"

【病因病机】

神珠自胀在眼局部无特殊迹象可寻，仅表现为患者自觉目珠作胀不适。《证治准绳》云："有风邪湿热气胜怫郁者，皆有自胀之患。"本病可因脾胃湿热内积，又兼外感风邪，目络瘀阻而发；或因情志抑郁、喜怒不节，气机郁滞，郁久化火，火邪上袭目窍而发。

【鉴别诊断】

鹘眼凝睛：两者均有目珠胀痛的症状。鹘眼凝睛目珠若鹘鸟之眼凝视不能转运，症状较神珠自胀严重。神珠自胀可骤然发作，渐渐胀起，仅以目珠胀痛为表现，无其他征象。

【西医病名】

神珠自胀相当于西医学的眶上神经痛、青光眼、额窦炎等。

14. 目晕

【概念】

目晕是自视灯火、烛光或月亮时，可见其周围有红晕一圈，如彩虹环绕的眼病。

【出处】

本病名见于《目经大成》，又称"光华晕大"（《证治准绳》）。

【病因病机】

目晕多为青风内障、绿风内障早期症状之一，可因暴怒忿郁，郁久化火，肝火上炎而成；或因过度疲劳，睡眠不足，及劳心竭思，耗气伤阴，水火不济，虚火浮越于上所致。如《证治准绳》云："皆是实火阳邪发越于上之害，诸络必有滞涩。"本病自视灯火或月亮时，可见其四周有红晕一圈，如雨后彩虹环绕，其色内红橙而外蓝紫，轻者晕小而淡，重者晕大而浓。

【鉴别诊断】

坐起生花：眼内外别无他症，劳累过度，或忽然起立，则感头晕眼花。

【西医病名】

目晕相当于西医学青光眼的早期症状之一。

15. 五风变内障

【概念】

五风变内障是青风内障、绿风内障、黄风内障、黑风内障和乌风内障五种眼病的合称，因其均有疼痛和善变似风的特点，日渐演变成内障，故得名。

【出处】

《外台秘要》中已有黑盲、乌风、绿翳青盲的记载，《秘传眼科龙木论》中提出"五风变内障"，其曰："乌绿青风及黑黄，堪嗟宿世有灾殃。瞳仁颜色如明月，问睹三光不见光。后有脑脂如洁白，浑如内障色如霜。"但在其分论中只有青风内障、绿风内障、黑风内障和乌风内障四种，而缺黄风内障的叙述。《世医得效方》又称"五风变"。

【病因病机】

五风变内障病因大致相似，多为肝风所乘，上攻头目所致，或兼脏腑内伤，精气不能输布于头目所致。五风症状亦有共同表现，如不同程度的头旋额角偏痛，眼珠胀痛，瞳神形态气色改变，视力急趋下降或逐渐减退，直至失明。本病发病急骤，一眼先患，而后相牵俱损，亦有双眼同时发病者。病程或缓或速，病情能轻重转化。病初起应速治，若至晚期，不见三光，瞳神凝定，则难治疗，即使结成白色内障，亦不可针拨治疗，如《秘传眼科龙木论》所说："医人不识将针拨，翳落非明目却伤。"

【鉴别诊断】

视瞻昏渺：目珠外观端好，瞳神内无翳障气色，自觉视物昏朦。

【西医病名】

五风变内障相当于西医学的青光眼范畴。

16. 青风内障

【概念】

青风内障是头疼眼胀，视物日渐昏朦，瞳神气色呈淡青色的眼病。

【出处】

本病名见于《秘传眼科龙木论》。

【病因病机】

青风内障多因过度疲劳，或忧思悲泣，使肝气郁结，耗伤气血所致；或因暴怒忿郁，肝风内动，肝火上攻而成。《证治准绳》云："阴虚血少之人，及竭劳心思，忧郁忿恚，用意太过者，每有此患，然无头风痰气夹攻者，则无此患。"本病初起可无自觉症状，或有头额疼痛，眼珠轻度胀痛，视物时明时朦，视力渐渐下降，瞳神大致正常。过度疲劳或情志不抒时，上述症状逐渐加重，抱轮微红，黑睛失去光泽，瞳神内呈淡青色，如青山被淡烟笼罩之状，稍作休息，或情绪平静之后，则诸症悉减。若失治则症情加剧，视力锐减，瞳神散大，而变为绿风内障。本病多一眼先患，后相牵俱损，女性多患。

本病早期因自觉症状较轻，患者往往不为其虑，而致病情变剧，成为绿风内障，因此早期观察和治疗很重要，否则贻误病机可致失明。诚如《证治准绳·七窍门》中所云："病至此亦危矣，不知其危而不急救者，盲在旦夕耳。"本病要重视预防和护理，平时不要过度疲劳，在治疗中要善于休养将息，七情调和。

【鉴别诊断】

绿风内障：两者有相似之处，易误诊。绿风内障常有典型小发作史，而青风内障往往无自觉症状；绿风内障的视盘凹陷较青风内障浅，前房为窄角；而青风内障多为宽角。主要的鉴别方法是在高眼压情况下检查房角，如房角敞开，则为青风内障。

【西医病名】

青风内障相当于西医学的原发性慢性开角型青光眼。

17. 绿风内障

【概念】

绿风内障是头眼剧烈胀痛，恶心呕吐，视力急骤下降，瞳神散大，气色呈隐隐绿色的眼病。

【出处】

本病名见于《秘传眼科龙木论》，在《外台秘要》中已有相关记载，其曰："瞳子翳绿色者，名为绿翳青盲，皆是虚风所作，当觉急须即疗，汤丸散煎，针灸禁慎，以驱疾势。若眼自闇多时，不可复疗。此疾之源，皆从内肝管缺少，眼孔不通所致也。"

【病因病机】

绿风内障多因暴怒忿郁，郁遏化火生风，风火上扰于目所致；或因肝风内动，湿痰蕴积，上凌清窍所致。由于肝火、肝风、痰湿等邪上攻于目，导致目失清纯，故瞳内气色不清而呈淡绿，风火伤及肝气，气耗不敛，故瞳神散大。本病常为一眼先患，后相牵俱损，亦可双眼同时发病。本病可由青风内障发展而来，症见头目剧烈胀痛，痛及眼眶骨和鼻根，视力急骤下降，热泪频流，胞睑轻微红肿，白睛混赤，黑睛混浊，如呵气之玻璃，瞳神散大，瞳内气色失于清纯，呈淡绿色，触之眼珠坚硬，甚者如石，兼见发热恶寒，恶心呕吐。若失治则视力速降而目盲，或瞳神内气色变淡黄，而成黄风内障。

【鉴别诊断】

（1）瞳神紧小：可见目胀痛、压痛，视力减退，患眼坠痛、流泪，白睛抱轮红赤，黑睛内壁可见白色细点状物附着，瞳神开大失灵，常欠缺不圆，甚至闭锁，无恶心呕吐等症状。

（2）天行赤眼：视力多正常，伴眵多胶结，热泪频流，患眼灼热疼痛或痛痒交作，白睛红赤，瞳神正常，无恶心呕吐等症状。

【西医病名】

绿风内障相当于西医学的急性闭角型青光眼。

18. 黄风内障

【概念】

黄风内障是瞳神散大，气色混浊呈淡黄色的眼病。

【出处】

本病名见于《证治准绳》。

【病因病机】

黄风内障是由绿风内障失治而成，为五风变内障的后期阶段，因肝风痰火上乘，或肝经郁热上冲，七情忿郁，气火僭越，忧思劳倦，贼火上逆而致，蒸灼瞳神，耗损神膏。本病症见瞳神散大，甚则黄仁缩窄一周如线，瞳内气色混浊不清，呈浑黄色，神光欲绝，不辨人物，重则不辨三光，或感头目胀痛。

【鉴别诊断】

高风雀目：后期黄精成为黄色，与黄风内障相似，易误诊。高风雀目所引起之黄精变黄为金黄色，有夜盲史，病多发于幼年，无头眼疼痛，亦无目赤、眼珠胀硬、瞳神散大等改变。黄风内障表现为黑睛失去晶莹，黄精呈混黄色，为神光将绝或已绝之候，药物难以奏效。

【西医病名】

黄风内障相当于西医学的青光眼绝对期。

19. 黑风内障

【概念】

黑风内障是头眼胀痛，瞳神散大，视力下降，眼前见黑花的眼病。

【出处】

本病名见于《秘传眼科龙木论》。

【病因病机】

黑风内障因肝风痰火上攻所致；或因肾脏虚劳，肝气偏盛，攻发于眼而成。本病症见额角偏痛，眼胀痛连及眼眶骨及鼻根，视物朦胧，眼前见黑花，瞳神散大，常为一眼先病，另一眼相继而得。本病与绿风内障同为急重之候，头眼胀痛，瞳神散大，视力下降，不久神光之源将绝而失明，但绿风内障瞳神内气色呈淡绿，眼前无黑花可见。本病常有绿风内障发病史，治疗贵在及时。

【鉴别诊断】

乌风内障：两者症状相似，但乌风内障无绿风内障发病史。

【西医病名】

黑风内障相当于西医学的原发性急性闭角型青光眼慢性期。

20. 乌风内障

【概念】

乌风内障是瞳神气色昏暗，视力日渐模糊，终至不见三光的眼病。

【出处】

本病名见于《秘传眼科龙木论》，在《外台秘要》中已有相关记载，其曰："若有人苦患眼渐膜膜，状与前青盲相似，而眼中一无所有，此名黑盲……如瞳子大者，名曰乌风。"

【病因病机】

乌风内障的发生与肝胆实热、风痰壅目、虚火伤络、肝肾不足有关。本病初期病眼无胀疼，外观俨如常人，唯觉目光逐渐昏朦。如《证治准绳》谓："色昏浊晕滞气，如暮雨中之浓烟重雾。"病至后期，因精气渐耗，瞳神散大，光华日损，终至不见三光。本病常一眼先患，另一眼相继而得，病程较长，日久睛内黄精可凝结成青白色内障。

【鉴别诊断】

参见"黑风内障"。

【西医病名】

乌风内障相当于西医学的原发性慢性闭角型青光眼。

21. 雷头风

【概念】

雷头风是发病迅速，头痛剧烈，脑中仿佛有雷鸣之声，眼睛胀痛，视力急剧下降，同时可见头面部起小结节状肿块，或伴有恶寒发热、恶心呕吐，甚至不见三光的眼病。

【出处】

本病名见于《刘皓眼论准的歌》和《龙树菩萨眼论》，但两书原书均已亡佚，据考证，两书集成于宋代的《秘传眼科龙木论》，雷头风之名亦见于该书中，其曰："此眼初患之时，头面多受冷热。毒风冲上，头旋犹如热病相似，俗称雷头风。或呕吐，或恶心……致令失明，或从一眼先患。瞳仁或大或小不定，后乃相损，眼前昏黑。"金代以后，对雷头风的论述广有记载，刘河间《素问病机气宜保命集·大头论》创"清震汤"治疗雷头风。明代王肯堂《证治准绳》根据病情缓急，将其分为"大雷头风"和"小雷头风"。其曰："此证不论偏正，但头痛倏疾而来，疼至极而不可忍，身热目痛，便秘结者，曰大雷头风。若痛从小至大，大便先润后燥，小便先清后涩，曰小雷头风。"对雷头风的记载还见于《卫生宝鉴》《儒门事亲》《赤水玄珠》《奇效良方》等，以及眼科专著《明目至宝》。

【病因病机】

雷头风发病的根本原因可概括为风、痰、火三邪，或因痰火内盛，上乘清窍，或因风寒之邪外客，循目系上攻于脑所致。头为清阳之窍，位居高位，唯风所到，若因于寒，易寒从化火而发为雷头风。目为至高之窍，火性炎上，最易侵犯，痰火内盛，上乘清窍，蒙蔽清阳之府，发为雷头风。证属风寒外客、火毒内盛者，症见憎寒发热，眼目胀痛，溲赤便结，舌红，苔黄或白，脉浮数或滑数，治宜表里双解，选用菊花通圣散（《医宗金鉴》）。证属肝风痰火内盛者，症见头痛眼胀，疼痛难忍，胁肋胀痛，口苦，大便秘结，小便色黄，赤涩，舌红苔黄，脉滑或洪数，治宜通泻火毒，祛风止痛，方用大承气汤或泻肝汤（《秘传眼科龙木论》）等。

【鉴别诊断】

（1）左右偏头风：见右侧或者左侧头痛，时发时止，伴见同侧目珠胀痛，或见视物昏朦，白睛红赤等。若疼痛持续不止，失治或延误可有失明之可能。

（2）眉棱骨痛：多指眉棱骨和眼眶骨部位的疼痛，以眉头攒竹穴疼痛尤甚，按之痛甚，昼静夜剧，同时伴有目主胀痛等。

【西医病名】

雷头风相当于西医学的原发性急性闭角型青光眼。

22. 左右偏头风

【概念】

左右偏头风是左侧或右侧头痛，反复发作，时发时止，伴眼目受损的眼病。

【出处】

本病在古籍中广有论述。《儒门事亲》云："额角上痛，俗呼偏头痛者，足少阳经也。王叔和所谓'寸脉急而头痛者'是也。如痛久不已，则令人丧目。"《审视瑶函》云："左右偏头风，发则各不同，左发则左坏，右发则右坏，人多不为虑，致使失光明。"《证治准绳》将其分为"左偏风"和"右偏风"。

【病因病机】

左右偏头风与肝脾两脏密切相关，多因风、寒、湿、热邪所致，常为几种邪气和而为病。风寒湿三邪合而为病，风寒外乘，湿邪上犯于头目，表现为恶寒发热，头痛酸楚困重，苔薄白，脉浮紧。风湿热三邪相兼为病，风热兼夹痰湿上袭头目，可见头目疼痛或困重，或左或右，口渴身热，白睛红赤，舌红苔黄，脉滑数。脾为生痰之源，脾虚则水湿上犯于脑窍，但见头目困重疼痛，视物昏朦，腹痛或腹满不食，或食后胀痛等虚实夹杂症，舌体胖大，苔白腻或黄腻，脉濡细或濡缓。寒邪侵袭肝经，则肝脉虚寒，寒痰上逆，表现为头目疼痛，呕吐痰沫，四肢厥冷甚则厥逆，得温则缓，遇寒加剧，舌淡苔白，脉沉细或沉涩。

【鉴别诊断】

（1）雷头风：头痛部位不论偏正，发病突然，来势剧烈，发时痛如斧劈，难以忍受，甚则目胀欲脱，或伴有恶心呕吐，或伴有发热憎寒，全身不适等症状。

（2）眉棱骨痛：疼痛部位以眉棱骨和眼眶骨为主，即眉头凹陷处（攒竹穴）疼痛较为明显，伴有目珠夜痛等不适症状。

【西医病名】

左右偏头风相当于西医学的血管神经性头痛。

23. 眉棱骨痛

【概念】

眉棱骨痛是眉棱骨和眼眶骨深部疼痛，致目不能开的眼病。

【出处】

本病名见于《审视瑶函》《眼科阐微》，又称"阴邪风"（《证治准绳》），而《张氏医通》将眉骨伴有前额板骨痛者，称"阳邪风证"。

【病因病机】

眉棱骨痛多与风、火、痰有关，病性不外乎虚实两端。风为阳邪，易袭阳位，风热致病，上先受之，扰动脑窍，可循太阳经致病，表现为眉棱骨、前额、颠顶及后枕部疼痛。《丹溪心法》云："眉眶痛，属风热与痰。作风痰治，类痛风。"风痰上逆，浊阴所乘，阻滞脉道，清阳不升，则头痛困重，目不能开，昼轻夜剧，舌苔薄白，脉滑。《审视瑶函》曰："眉棱骨痛有二，眼属肝，有肝虚而痛，才见光明则眉骨痛甚……有眉棱骨痛目不能开，昼静夜剧，宜导痰丸汤之类。"肝气通于目，肝和则目舒，若肝气不舒，郁久化火，或暴怒伤肝，肝火上炎，故见眉棱骨痛。虚证可因肝血虚，头目无所养，而致目不能开，疼痛隐隐，昼轻夜剧，胞睑无力，目珠干涩畏光，面色苍白，舌淡苔白，脉细数。本病可单侧发病，也可双侧发病。

【鉴别诊断】

左右偏头风：二者有相似之处，发病均与风、火、痰邪有关。但左右偏头风头痛部位或左或右，而眉棱骨痛多以眶骨或眉棱骨疼痛为主；左右偏头风没有明显的发病时间，而眉棱骨痛多表现为昼轻夜重，伴有目珠夜痛，不能久视，畏光喜暗等；左右偏头风可出现视力受损，而眉棱骨痛一般不影响视力。

【西医病名】

眉棱骨痛相当于西医学的眶上神经痛。

24. 视瞻昏渺

【概念】

视瞻昏渺是目珠外观端好，瞳神内无翳障气色，自觉视物昏朦的眼病。

【出处】

本病名见于《证治准绳·七窍门》，其曰："目内外别无证候，但自视昏渺，蒙昧不清也。"在《诸病源候论》中有"目暗不明候"和"目茫茫候"之记载。

【病因病机】

视瞻昏渺多因房事失度，斲丧精元，肝肾阴虚，目失精血荣养所致；或因阴虚火炎，灼烁津液，神光暗淡所致；或因劳思竭视，耗损心血，或素体气血不足，气少无以生神，血少则光华亏耗所致；亦有因痰湿蕴结，浊气上泛，蒙蔽清窍而致。《审视瑶函》谓其因："有神劳、有血少、有元气弱、有元精亏而昏渺者……各有缘故，须当分别。"视瞻昏渺久病则有青盲或内障之患。

【鉴别诊断】

（1）视瞻有色：二者均有视力减退的临床表现。但视瞻有色临床上青壮年多见，视力呈中度下降，用凸透镜部分可矫正，同时荧光造影可协助临床诊断；视瞻昏渺则多发于 50 岁以上的中老年，初期视力轻度下降，后期视力下降不能矫正，眼底可出现新生血管。

（2）圆翳内障：二者均有视力减退，可致失明。但圆翳内障是随着年龄的增长晶珠逐渐混浊，导致视力缓降；视瞻昏渺通常眼外观无异常，是眼底改变，属于视衣疾病。

【西医病名】

视瞻昏渺相当于西医学的老年性黄斑变性。

25. 睛黄视渺

【概念】

睛黄视渺是黄仁成金黄之色，视物昏朦的眼病。

【出处】

本病名见于《证治准绳》。

【病因病机】

睛黄视渺多因恣酒嗜燥，生湿化热，湿热熏蒸，上扰于目所致；或因脾失健运，痰湿内生，浊气不降，清阳之气不能上荣于目所致。如《审视瑶函》谓："为湿热重，而浊气熏蒸清阳之气，升入轮中，故轮黄色也。好酒恣食热燥腥腻之人，每有此病。"本病眼无不适症状，瞳神完好无缺，唯见患眼黄仁，色变金黄及视物模糊不清。

【鉴别诊断】

视瞻昏渺：视物模糊而眼外观端好，眼底有相应病变。

【西医病名】

睛黄视渺相当于西医学的异色性虹膜睫状体炎。

26. 干涩昏花

【概念】

干涩昏花是自觉两眼干涩不舒,视物昏花的眼病。

【出处】

本病名见于《证治准绳》。

【病因病机】

干涩昏花多因劳瞻竭视,过虑多思,不忌房事,精血亏损,致精血不能上承以滋养目窍所致;或因耽酒嗜燥,燥火伤阴,虚火上炎,神水被灼,水亏无以养目所致。本病自觉双眼泪少,干涩不适,视物昏花,白睛有细细赤脉,闭目片刻,得泪后则感滋润明爽。如《证治准绳·七窍门》谓:"目自觉干涩不爽利,而视物昏花也……目上必有证如细细赤脉及不润泽等病在焉。合眼养光,良久则得泪略润,开则明爽。"

【鉴别诊断】

白涩症:仅觉眼内干涩不舒,无视物昏花。

【西医病名】

干涩昏花相当于西医学的干眼症。

27. 坐起生花

【概念】

坐起生花是眼内外别无他症,唯劳累过度,或忽然起立,则感头晕眼花的眼病。

【出处】

本病名见于《秘传眼科龙木论》,又称"起坐生花"(《古今医统大全》)。《证治准绳》云:"(目)内外别无证候,但其人动作少过,起坐少频,或久坐,或久立,久眠,久视,便觉头眩目花昏晕也。"

【病因病机】

坐起生花多因素体虚弱，肝血虚衰，或肝肾不足，阴精亏损，则精气血无以上承，充泽脑海，脑髓空虚，脉络衰疲，目失涵养所致。

症见外眼端好，但动作稍过，坐卧稍久，突然起立，便觉头晕眼花，低头少待乃定。如《证治准绳·七窍门》谓："内外别无证候，但其人动作少过，起坐少频，或久坐，或久立，久眠，久视，便觉头眩目花，昏晕也，乃元气弱，阴精亏损，水少液伤，脉络衰疲之咎，怯弱症，阴虚水少，痰火人每多患此。"

【鉴别诊断】

云雾移睛：眼外端好，自觉眼前有蚊蝇或云雾黑影飞舞，甚至昏朦，患者一般无眩晕症状，且眼前黑影飘动不随体位改变而改变。

【西医病名】

坐起生花相当于西医学的直立性低血压症状范畴。

28. 萤星满目

【概念】

萤星满目是自觉眼前时时有无数金星散乱，状如萤火缭乱的眼病。

【出处】

本病名见于《证治准绳·七窍门》，其曰："自见目前有无数细细红星，如萤火飞伏缭乱，甚则如灯光扫星之状……非若起坐生花证，与有火人昏花中亦带萤星之轻者。此言其时时屡见萤星之重者耳。"

【病因病机】

萤星满目有因劳瞻竭视，或房事不节，或久病虚赢，暗伤精血，肝肾阴亏，虚火上炎所致；亦有因耽酒嗜烟，脾失健运，升降失司，痰湿蕴积，化火上升，熏蒸清窍所致。

【鉴别诊断】

云雾移睛：眼外端好，自觉眼前有蚊蝇或云雾黑影飞舞，甚至视物昏朦。

【西医病名】

萤星满目相当于西医学的玻璃体出血症状范畴。

29. 云雾移睛

【概念】

云雾移睛是眼外端好，自觉眼前有蚊蝇或云雾黑影飞舞漂移，甚至视物昏朦的眼病。

【出处】

本病名见于《证治准绳》。起初本病称"目茫茫"，最早的记载可追溯到《诸病源候论》，其曰："腑脏虚损，为风邪痰热所乘，气传于肝，上冲于目，故令视瞻不分明，谓之茫茫也。凡目病，若肝气不足，兼胸膈风痰劳热，则目不能远视，视物则茫茫漠漠也。若心气虚，亦令目茫茫，或恶见火光，视见蜚蝇黄黑也，诊其左手尺中脉，沉为阴，阴实者目视茫茫。"唐代的《龙树菩萨眼论》称此病为"黑花乱眼""目茫茫"。宋代的《太平圣惠方》称此病为"眼见黑花"。目前，"云雾移睛"这一称谓已被全国科学技术名词审定委员会定义并统一使用。

【病因病机】

云雾移睛与肝、胆、肾关系密切，病位在神膏，多因饮食不节，嗜食肥甘厚味，湿热内蕴于脾胃，致痰火上扰，上犯头目，令神膏不清所致，症见眼前有如云雾、黑影浮动，头晕头重，舌苔微黄或黄，脉滑；或因素体阴虚，肾水不足，水不涵木，虚热内生，阴虚火旺，移热于胆，不能养护神膏所致，症见眼前黑花，似蝇飞蝶舞；或因年事渐高，肾精亏虚不能充养胆汁，胆精不足，不能养护神膏，神膏失养所致，症见眼前蝇翅黑花飘动，视物微昏，腰膝酸软，头晕耳鸣等；或因过用目力，久视伤血，肝血不足，神膏混浊所致，症见眼前黑花飞舞，视物模糊，头晕目眩等。

【鉴别诊断】

（1）萤星满目：自觉眼前时有无数金星散乱，状如萤火飞伏。

（2）坐起生花：眼内外别无他症，因劳累后坐起过快所致，眼前冒花，而非眼前有黑花飘舞。

【西医病名】

云雾移睛相当于西医学的玻璃体混浊，常由视网膜、葡萄膜的炎症、出血，以及玻璃体退行性变性引起。

30. 妄见

【概念】

妄见是眼外观端好，但视物变异，或视物颠倒紊乱，无中生有的眼病。

【出处】

本病名见于《证治准绳》。最早在《灵枢·大惑论》中有相关记载，其曰："邪中其精，其精所中不相比也，则精散，精散则视歧，视歧见两物……心有所喜，神有所恶，卒然相感，则精气乱，视误故惑。"本病又称"视惑"（《目经大成》）。

【病因病机】

妄见多因阴精衰虚，精气散乱所致，精散则视歧，精乱则视惑，精衰则视变；亦因水湿痰浊，肝风气郁，火热上扰等致病。本病实为"视直如曲""视小为大、视大为小""视正反斜""视瞻有色""视物易色""视定若动""视物颠倒""神光自见""黑夜睛明""视一为二"等眼病之总称。

【鉴别诊断】

视瞻昏渺：目珠外观端好，瞳神内无翳障气色，自觉视物昏朦。

【西医病名】

妄见相当于西医学的中心性浆液性视网膜脉络膜病变、黄斑水肿、黄斑出血、视网膜出血、视网膜脱离等眼底病变范畴。

31. 视直如曲

【概念】

视直如曲是目外观如常，自视正直之物如弯曲之状的眼病。

【出处】

本病名见于《证治准绳》，其曰："视直物如曲，弓弦界尺之类，视之皆如钩。"

【病因病机】

视直如曲多因饮食劳倦，伤损脾胃，脾胃输布功能失司行，水湿上泛所致；或因痰饮结聚，上逆目窍，阻滞经脉所致；或因劳心竭思，伤及肝肾，阴精亏损，阴不济阳，虚火僭越而成。本病视直物如弓弦弯曲，或伴有淡淡暗影遮挡眼前、视大为小等症。

【鉴别诊断】

视瞻昏渺（年龄相关性黄斑变性）：多见于 50 岁以上中老年人，视力初期轻度下降，后期明显下降不能矫正，眼底黄斑区可见出血、水肿机化物或玻璃疣样改变，荧光素眼底血管造影（FFA）可见玻璃膜疣或有视网膜下新生血管。视直如曲多见于青壮年，视力中度下降，能用凸透镜部分矫正视力，眼底黄斑区水肿、渗出，中心光反射消失，FFA 可见上皮及神经上皮有脱离荧光表现。

【西医病名】

视直如曲相当于西医学的中心性浆液性视网膜脉络膜病变。

32. 视小为大、视大为小

【概念】

视小为大、视大为小是目外观如常，自视物体小者似大，或大者似小，失却本来面目的眼病。

【出处】

本病名见于《审视瑶函·前贤医案》，《素问·脉要精微论》所云"以长为短"亦属本病。

【病因病机】

视小为大、视大为小多因肾脏虚劳，肝阴不足，气血亏虚，阴阳失调所致；或因饮食不节，劳倦伤脾，脾虚不能运湿，湿痰上泛，阻滞脉络，目窍受损所致。

【鉴别诊断】

视定若动：眼外观如常，自视静止不动的物体似有振动或跳动感。

【西医病名】

视小为大、视大为小相当于西医学的黄斑水肿。

33. 视正反斜

【概念】

视正反斜是目外观如常，但视物歪斜的眼病。

【出处】

本病名见于《审视瑶函》，又称"视正反邪证"（《证治准绳》）、"视正为斜"（《目经大成》）。

【病因病机】

视正反斜多因饮食不节，脾阳虚衰，水湿停留，浊气上泛，蒙蔽清窍所致；或因水湿内盛，阴盛阳虚，气机不畅，肝气不得上通于目，神光欲散所致；或因恣酒嗜燥，善怒暴悖，头风痰火，上扰目窍所致；或因过劳，悲泣忧思，或经产去血过多，致阴精亏损，虚火上越所致。

【鉴别诊断】

视直如曲：目外观如常，自视正直之物如弯曲之状。

【西医病名】

视正为斜相当于西医学某些产生黄斑水肿症状的疾病。

34. 视瞻有色

【概念】

视瞻有色是目外观如常，自视眼前有带色之淡影遮挡的眼病。

【出处】

本病名见于《证治准绳·七窍门》。

【病因病机】

视瞻有色多因肝肾不足，或阴虚血少，胆中清纯之气不足，神光乏滋所致；或因痰火湿热内蕴，湿浊之气上泛所致。本病症见眼前带有青、绿、蓝、碧、黄、赤、黑、白等有色阴影。

【鉴别诊断】

（1）视物易色：所见物体之颜色变异。

（2）萤星满目：自视眼前有无数细细星点，如萤火飞伏。

（3）云雾移睛：眼外观端好，自觉眼前似有蚊蝇或云雾黑影飞舞。

【西医病名】

视瞻有色相当于西医学的中心性脉络膜视网膜病变、眼底出血、癔症性弱视等疾病。

35. 视物易色

【概念】

视物易色指目外观如常，所见物体颜色变异的眼病。

【出处】

本病名见于《病源辞典》，《证治准绳·七窍门》中的"视赤如白"、《银海指南》中的"视白为黄，视红为紫"，以及《目经大成》中的"视赤为白，视黑为赤"等均属本病范畴。

【病因病机】

视物易色多因肝肾先天禀赋不足，精气不能上注于目所致；或因肝气不和，玄府闭塞所致；或因脾气虚弱，清阳之气不能上承所致。本病症见视物失却本来颜色，观太阳若冰轮，或睹灯火反粉色，或视粉墙如红如碧，或看黄纸似绿似蓝等。

【鉴别诊断】

视瞻有色：目外观如常，自视眼前有带色之淡影遮挡。

【西医病名】

视物易色相当于西医学的色盲或色弱。

36. 视定若动

【概念】

视定若动是眼外观如常，自视静止不动的物体似有振动或跳动感的眼病。

【出处】

本病名见于《目经大成·视惑》，《证治准绳·七窍门》中称"视定反动"，其曰："物本定，而目见为动也，乃气分火邪之害，水不能救之，故上旋眩运，振掉不定，光华欲坠。久则地石亦觉振动而不定，内障成矣。"

【病因病机】

视定若动多因阴虚火旺，水不制火，火邪上转致神光不定；

或因体虚过用目力，耗气伤血，筋脉失养所致；或因心血虚少，心神不宁所致；或因恣酒嗜燥，素有头风痰火，复感风邪，风痰相搏，上扰清窍，牵引目系，髓海不宁所致。

【鉴别诊断】

萤星满目：眼前如有细细红星，如萤火飞伏。

【西医病名】

视定若动相当于西医学的视网膜脱离等内障眼病，某些全身性疾病也可出现此症。

37. 视物颠倒

【概念】

视物颠倒是眼外观正常，自觉所见物体呈旋转倒置之状的眼病。

【出处】

本病名见于《证治准绳》，其曰："目视物皆振动而倒植也，譬之环舞后定视，则物皆移动而倒植。"本病又名"视物倒植"（《辨证录》）。

【病因病机】

视物颠倒多因气血两虚，无以上荣于目所致；亦因肝肾阴亏，肝阳上亢，肝风内动，干扰清窍所致；或因痰火浊邪上泛所致。本病症见头晕目眩，视物体移动旋转，甚则颠倒，患者须卧床紧闭双目，不敢开睁，发作无定时。

【鉴别诊断】

神光自见：外眼如常人，自见眼前有电光闪掣，时发时止。

【西医病名】

视物颠倒相当于西医学的某些精神或全身性疾病的部分症状。

38. 神光自见

【概念】

神光自见是外眼如常人，自见眼前有电光闪掣，时发时止的眼病。

【出处】

本病名见于《证治准绳》，《审视瑶函》中称此病为"神光自现"，其曰："此症谓目外自见神光出现，每如电光闪掣，甚则如火焰霞明，盖时发时止，与瞻视有色者不同。乃阴精亏损，清气怫郁，玄府太伤，孤阳飞越，而兴欲散，内障之重者。"本病又称"电光夜照"（《目经大成》）。

【病因病机】

神光自见多因肾水亏虚，水不制火，相火妄动，孤阳飞越所致。本病可见电光或焰火在眼前闪掣。

【鉴别诊断】

（1）视瞻有色：眼前有带色之阴影遮挡。

（2）萤星满目：眼前如有细细红星，如萤火飞伏。

【西医病名】

神光自见相当于西医学的原发性视网膜脱离。

39. 黑夜睛明

【概念】

黑夜睛明是于黑夜无光处，自觉倏然见物的眼病。

【出处】

本病名见于《证治准绳》，其曰："人体天地之阴阳，昼明夜晦理之常也，今晦冥之中倏忽见物，是背于阴阳矣。"

【病因病机】

黑夜睛明多因劳心竭思，肝肾俱虚，阴精亏耗，水火不济，阴阳乖乱，神光飞越所致。本病为患者于黑暗处自觉能看见物体，可兼见口干不欲饮，口舌溃烂，咽喉作痛，潮热盗汗，舌红，脉细数等阴虚火炎之症。治宜滋肾益阴，引火归原。《眼科阐微》云："此症谓夜间开目，倏忽看见火光，如烟头、香头，时有时无，金黄撩乱。此肾水不足，虚火上炎，以致目之神光失序，荡扬不定耳！"本病应及时诊治，如《审视瑶函》云："黑夜之间，倏忽见物，莫道精华，祸患将出，此阳光欲坠之机，而水火背违之疾，若不关心，定应有失。"

【鉴别诊断】

神光自见：外眼如常人，自觉眼前有电光闪掣，时发时止。

【西医病名】

黑夜睛明相当于西医学的某些精神或全身性疾病的部分症状。

40. 视一为二

【概念】

视一为二是一眼或双眼视一物为二形的眼病。

【出处】

本病名见于《证治准绳》，又名"视歧"。最早在《灵枢·大惑论》中有相关记载，其曰："邪中其精，其精所中不相比也，则精散，精散则视歧，视歧见两物。"《诸病源候论》称此病为"同视一物为两候"。

【病因病机】

视一为二多因脏腑虚衰，脉络空虚，风邪乘虚而入，眼带受损，筋络拘挛或松弛所致；或因年老体弱，阴精不足，阳气有余，阴不配阳，上为内障，黄精逐渐混浊而成；或因房事不节，劳瞻竭视，气血不足，肝肾亏损，以致精津气血不能升运以涵养神光，光华耗散，神光失其主倚而致；亦可因心神不宁，志意紊乱或外伤所致。本病症见目珠端好，外观如常，自觉视一物为两物，视日月若有两个。单眼为患者，常喜用手遮患眼，以消除症状；双眼为患者，因视物不真，可见头昏欲呕，心情焦虑等症。《原机启微》云："其病初起时，视觉微昏，常见空中有黑花，神水淡绿色。次则视歧，睹一成二，神水淡白色……久则不睹，神水纯白色，永为废疾也。"

【鉴别诊断】

目偏视（风牵偏视）：多由风邪而起，具有眼珠突然偏斜，转动受限，视一为二等症状，可与本病鉴别。

【西医病名】

视一为二相当于西医学的复视。

41. 暴盲

【概念】

暴盲是眼外观端好，而一眼或双眼视力急剧下降甚至失明的眼病。

【出处】

本病名见于《证治准绳·七窍门》，其曰："平日素无他病，外不伤轮廓，内不损瞳神，倏然盲而不见也。"

【病因病机】

暴盲病于阳者，多因阳气太盛，阴气不得相荣于上，加之暴怒忿郁，致肝气横逆，气血逆乱，脉络阻塞而发病；或因肝气郁结，疏泄失职，气血郁闭而发病；或因久郁化火，气火上逆，扰乱神明而发病；或因恣酒嗜辛，脾胃蕴热，上犯清窍而发病；或因脾阳虚，运化失司，水湿内停而致混浊上泛而发病；或因肾阳虚，温化失职，气化无权致水湿泛溢而发病。

暴盲病于阴者，多因色欲过度，暗耗真阴致虚火上炎而发病；或因久患热病，邪入营分，灼烁津液致气阴两伤而发病；或因阴虚阳亢，肝风内动，或素有头风痰火，风阳夹痰火上扰清窍，致气血失和，脉道阻滞而发病。

暴盲伤于神者，多因思虑太过，用心罔极，或悲伤太过，耗伤心血，使真血不能上荣于目而发病。

本病症见起病急骤，视力骤降，甚则不辨人物，而眼外观无特殊，瞳神无翳障气色，俨似好眼一般。临证多见于眼底出血之视网膜静脉周围炎、视网膜中央静脉阻塞、急性视神经炎，以及某些视网膜脱离等。本病必须及早医治，拖延日久，可致失明。如《审视瑶函》谓："其症最速而异……急治可复，缓则气定而无用矣。"

暴盲见眼底出血，属肝火上逆、迫血妄行者，可兼见头痛眩晕，胁痛口苦，烦躁易怒，多梦，舌红苔黄，脉弦数等症。治宜泻肝清火，凉血止血，方用龙胆泻肝汤（《医宗金鉴》）合犀角地黄汤（《千金要方》）。

【鉴别诊断】

本病可与视瞻昏渺等病鉴别。视瞻昏渺视力下降呈渐进性，本病起病急，可与之鉴别。

【西医病名】

西医学有多种眼底病可以引起暴盲，包括眼底血管性疾病及视神经疾病，如视网膜静脉阻塞、视网膜动脉阻塞、视网膜血管炎、急性视神经炎、缺血性视神经病变等。

附：

络阻暴盲：是患眼外观正常，猝然一眼或双眼视力急剧下降，以视衣可见典型的缺血性改变为特征的致盲眼病，又名落气眼。该病名首见于《临床必读》。本病发病急骤，多为单眼发病，以中老年人多见，无性别差异，多数患者伴有高血压等心脑血管疾病，相当于西医学的视网膜动脉阻塞，视网膜中央动脉的主干或分支阻塞后，引起其所供应区域的视网膜发生急性缺血，导致视功能急剧损害或丧失。

络瘀暴盲：是因眼底脉络瘀阻，血不循经，溢于络外，导致视力突然下降的眼病。《临床必读》称本病为"目衄暴盲"；曾庆华主编的《中医眼科学》将其归属于"络损暴盲"范畴。本病多为单眼发病，是导致中老年人视力障碍的常见瞳神疾病。本病由多种原因致脉络瘀阻，造成血溢络外而遮蔽神光，相当于西医学的视网膜中央或分支静脉阻塞。

络损暴盲：是因眼底脉络受损出血致视力突然下降的眼病。该病名首见于《临床必读》。本病多发于青壮年男性，多为双眼发病，是导致青壮年失明最常见的瞳神疾病。本病由多种原因导致眼底脉道损伤，造成血溢脉外而遮蔽神光，相当于西医学的视网膜静脉周围炎，又称视网膜血管炎。

目系暴盲：是因六淫外感、情志内伤或外伤等因素损及目系，导致患眼倏然盲而不见的眼病。该病名首见于曾庆华主编的《中医眼科学》。《临床必读》和《中医诊断与鉴别诊断学》称之为"火郁暴盲"。本病可单眼或双眼发病，或双眼先后发病，起病多急重，可造成严重的视功能障碍。目系暴盲类似于西医学的急性视神经炎、缺血性视神经病。急性视神经炎按照病因可分为特发性视神经炎、感染性和感染相关性视神经炎、自身免疫性视神经病和其他无法归类的视神经炎，好发于青壮年；缺血性视神经病以筛板为界分为前部缺血性视神经病变和后部缺血性视神经病变，是因筛板前后的视神经营养血管循环障碍所致，好发于中老年。视神经炎和缺血性视神经病变均表现为视力突然下降，然而二者病因病机、临床表现和治疗原则均不同，两者需要鉴别。

42. 青盲

【概念】

青盲是眼外观端好，而视力渐降，或视野缩小，甚至失明的眼病。

【出处】

本病名见于《神农本草经》，《诸病源候论》对其有详细论述，其曰："青盲者，谓眼本无异，瞳子黑白分明，直不见物耳。"此后在《太平圣惠方》《证治准绳·七窍门》等医著中均有较详尽之记载。

【病因病机】

青盲多因七情内伤、肝气郁结，或暴怒，痰动火生，气滞血瘀，使玄府闭塞，神气出入升降受阻所致；或因气血亏损，肝肾阴虚，阴虚火旺或肾阳虚衰，脏腑之精血不能上荣所致。本病初起自觉视物不清，眼前似有烟雾或黑影、薄纱遮挡，或自视眼前呈现青、绿、蓝、碧、赤、黄等异色，视力逐渐昏朦，不辨人物，外观目珠及瞳神完好无损，亦无翳膜发生，但眼底可见视神经盘病变或其他病变。《审视瑶函》云："夫青盲者，瞳神不大不小，无缺无损，仔细视之，瞳神内并无些小别样气色，俨然与好人一般，只是自看不见，方为此症。若少有气色，即是内障，非青盲也。"本病多由视瞻昏渺、暴盲等病失治转变而来，也可由青风内障、绿风内障、络阻暴盲、目系暴盲等失治转变而成，亦可由肿瘤、恶性贫血、奎宁中毒等全身性疾病或头眼外伤引起。

【鉴别诊断】

家族遗传性视神经萎缩：又称家族遗传性视神经炎，有母系家族遗传史，多发生于男性青年，起病急剧，视力急速下降，先后累及双眼。

【西医病名】

青盲相当于西医学的视神经萎缩，视神经萎缩分为原发性视神经萎缩（又名下行性视神经萎缩）、继发性视神经萎缩（又名上行性视神经萎缩）两类。

43.小儿青盲

【概念】

小儿青盲是小儿眼外观端好，而视力渐降，或视野缩小，甚至失明的眼病。

【出处】

本病名见于《秘传眼科龙木论》。

【病因病机】

小儿青盲多因温热病后，风热余邪稽留经络，肝气不疏，郁闭玄府，精血不能上荣，目失濡养所致；或因温热病后，肝肾阴虚，精血不足所致；或因温热病后，调理失宜，过食生冷，致脾虚气弱，清阳下陷，脏腑精气不能上承于目所致；或因胎受风邪，先天不足所致。本病双目不疼不痒，不红不肿，外观端好，瞳神散大，视物不见，甚或不辨明暗，不易被父母察觉。患儿可伴有夜卧多惊，呕吐痰涎，肢体强直或瘫软，不会站立、行走，或有四肢抽搐等症。《秘传眼科龙木论》认为该病"在母腹中受惊邪之气……渐渐失明，一眼先患，后乃相牵俱损"。

【鉴别诊断】

家族遗传性视神经萎缩：又称家族遗传性视神经炎，有母系家族遗传史，多发生于男性青年，起病急剧，视力急速下降，先后累及双眼。

【西医病名】

小儿青盲相当于西医学的先天性视神经萎缩。

44. 肝虚雀目

【概念】

肝虚雀目是因肝虚血少而致入暮视物不清，天晓复明，无视野缩小，伴眼干涩畏光，频频眨动的眼病。

【出处】

本病名见于《秘传眼科龙木论》，又称"雀目候"（《诸病源候论》）、"鸡盲眼"（《一草亭目科全书》）、"雀目内障"（《医宗金鉴》），因本病小儿多发，故又称"小儿雀目"（《银海精微》）。

【病因病机】

肝虚雀目多因饮食营养不济，或小儿痘疹热病调护不当，忌口太过，营养摄取不足，致生化之源匮乏，肝气不能升运于目所致，入暮之后乃阴盛阳衰之时，阳弱不能抗阴，神光被蔽，故目无所见；亦可因饮食不节，脾胃损伤无力运化水谷，生化之源不足，升降之功失司，阳气下行，阴气逆上所致，每当黄昏、黑夜阴反蔽阳，故目无所见，并兼见口淡纳呆，溲清便溏。本病初起，每至黄昏则视物昏朦，目劄涩痒，畏光不适，病重则入暮之后，行走时仅能辨别眼前直下之物，甚者全无所见。本病多为疳眼证初期证候。

【鉴别诊断】

高风雀目：两者共有夜盲之症。高风雀目者，眼外观端好，无痒涩赤痛，唯视野逐渐缩窄，重则唯见顶上之物，后期视力日趋下降，病程中，夜盲之症无明显改善，至晚期必有青盲等变证，甚则目盲。

【西医病名】

肝虚雀目相当于西医学的维生素 A 缺乏引起的夜盲。

45. 高风雀目

【概念】

高风雀目是眼外观端好，以夜盲和视野日渐缩窄为主要表现的眼病。

【出处】

本病名见于《秘传眼科龙木论》，《原机启微》从本病的发病机理出发，将本病命名为"阳衰不能抗阴之病"，又称"高风内障证"（《证治准绳》）、"高风障症"（《审视瑶函》）、"阴风障"（《目经大成》）等。

【病因病机】

高风雀目多因元阳不足，肾脏虚劳，阳弱不能抗阴所致。人生之阴阳盛衰与天地之阴阳消长相应。天地之阴阳变化为夜半子时阳气生，至中午阳气盛，午后阳气渐衰，阴气渐盛。当人体元阳虚衰时，不能抵抗午后的阳衰阴盛之势，则阳气陷入阴中，不能自振，故每至黄昏之后，不能视物，而日出之后为阳盛阴衰之时，得天地之阳气相助，方可视物。

本病亦可因劳役饥饱，伤动脾胃，脾胃升运失司，阳气下陷，阴气独盛，阳衰不能抗阴所致；或因素体真阴不足，阴虚不能济阳，阴精亏损，阳气不能为用所致；或因气血不足，目失濡养引起。气在目之经络中往来，血行眼之脉道内为养目之源，气血充和则有生发长养之功，少有亏损则养目之源匮乏，入暮不能视物，最后可因脉道闭塞，气机阻滞而丧明。人之目窍，居位至高，经络幽深，脉道细微，若病延日久，阳气虚衰，阴精亏损，不能升荣目窍，终至眼内经络脉道闭塞，不能输布精、津、气、血以作滋养，令视野日窄，光华日减，直至精光绝灭。

本病多为幼年而起，初起仅为暮无所见，而白昼仍视物精明，一般不影响行走、睹物；随着病情的发展，视野逐渐变窄，唯见顶上之物；日后视野日趋缩小，如以管窥物，白昼行动亦很艰难。故《目经大成》曰："大路行不去，可见世界窄，未晚草堂昏，几疑天地黑。"病情加重，患者的眼神也逐渐由灵活变为呆滞，甚至两眼直视，不及旁顾；或变为青盲重症，是神光化源将绝的表现；或变为金黄色内障，遮蔽瞳神，神光不能发越，直至失明。

【鉴别诊断】

肝虚雀目：两者都有夜盲症。肝虚雀目虽暮无所见，但在病程中白昼视力正常，主要病因为肝血不足，表现为眼干涩痛，刺痒畏光，多为疳眼证初期证候，重则有黑睛生翳、凝脂、蟹睛等变证。高风雀目初起，仅有入暮不能见物之症，以后逐渐发展，视野日渐缩小，甚者唯见顶上之物，病程发展缓慢，最终变为青盲重症，或失明。

【西医病名】

高风雀目相当于西医学的原发性视网膜色素变性。

46. 能近怯远

【概念】

能近怯远是眼无不适，而视近物清晰，视远物模糊的眼病。

【出处】

本病名见于《审视瑶函》，又名"目不能远视候"（《诸病源候论》）、"能近视不能远视"（《素问病机气宜保命集》）、"近视"（《目经大成》）。

【病因病机】

能近怯远常由学习、工作时劳瞻竭视所致；或因禀赋不足，先天遗传所致。病机多系心阳衰弱，神光不得发越于远处；或为肝肾两虚，精血不足，以致神光衰微，光华不能远及。本病外无障翳可寻，瞳神气色如常，平素目无他病，唯视远昏矇，只能看近。

本病重点在于预防，抄写阅读、雕镂细作、刺绣衣锦等工作，不宜逼近视物及过度使用目力，光线宜亮，则近视可防。若先天禀赋不足，或患病已久者，则应防止加重。如药物难以奏效者，可验光配镜。青少年平时要定期测试视力，本病一经发现，宜当速治。

【鉴别诊断】

假性近视：多见于青少年，尤以小学及初中学生多见。假性近视近视力正常，远视力在短期内下降较快，但休息后又有所提高，加凹球透镜视力可提高，且度数较低（一般在2个屈光度以内）。用1%阿托品扩瞳麻痹睫状肌后，视力可提高至正常，检影近视度数消失。若睫状肌得到充分麻痹，视力可提高但达不到正常，多夹有真性近视因素（即半真性近视类型）。

【西医病名】

能近怯远常相当于西医学屈光不正中的近视。

47. 能远怯近

【概念】

能远怯近是眼无不适，目能视远，而视近物反模糊不清的眼病。

【出处】

本病名见于《审视瑶函》，又称"能远视不能近视"（《素问病机气宜保命集》）、"远视"（《目经大成》）。

【病因病机】

目能远视，全赖人体阳气维持，光华发越于外而达于远物。目能近视，皆凭人体之阴精收敛，光华敛聚而及于近物。劳倦太过，忧伤悲思，皆能断耗阴精，阴精亏而不能敛聚光华，故近视模糊；或因饮食不节，脾胃内伤，气血两虚，目无所养，光华不能收敛，而致视近不明；亦可因先天禀赋不足，与生俱来而致能远怯近；或因年高体弱，阴阳两衰，阳不生阴，阴精不能收敛，光华散乱，致视近昏暗。本病眼无翳障可寻，瞳神气色大小如常，视远较清楚，视近模糊昏花，药物难以奏效者，可验光配镜。

【鉴别诊断】

老视：俗称"老花眼"，是随着年龄增长，眼调节能力逐渐下降从而引起患者视近困难的眼病。老视的发生和发展与年龄直接相关，大多出现在 45 岁以后，其发生迟早和严重程度还与其他因素有关，如原先的屈光不正状况、自身阅读习惯、照明及全身健康状况等。

【西医病名】

能远怯近相当于西医学屈光不正中的远视。

第四章　其他眼病

　　本章介绍不能按照五轮归类的眼科杂病及某些全身性疾病引起的眼病，具体包括目偏视（风牵偏视）、神珠将反、小儿通睛、坠睛、目仰视、辘轳转关、鹘眼凝睛、突起睛高、珠突出眶、膏伤珠陷、眯目飞扬、酸碱入目、振胞瘀痛、物损真睛、惊振外障、电光伤目、目闭不开、逆经赤肿、行经目痛、妊娠目病、产后目病、消渴目病、积聚、痘疹入眼、痘疹余毒、疳眼证、因他证、亡血目病、蜡目、瞳神络病、鸡冠蚬肉。

1. 目偏视（风牵偏视）

【概念】

　　目偏视是目珠偏离正位，或左或右，或上或下，失其常态的眼病，常因风中经络所致，以偏视一侧，或患眼胞睑下垂，眼球运动受阻，视一为二为主要临床特征。全国中医药行业高等教育"十三五"规划教材《中医眼科学》中指出，目偏视又名风牵偏视。

【出处】

　　本病名见于《诸病源候论》，又称"目偏视风牵"（《圣济总录》）。"神珠将反""瞳神反背""小儿通睛""坠睛""目仰视"等眼病虽有目珠偏斜的程度、方向不同，但均以目珠偏斜表现为主，且病因病机有雷同之处，故均可归属目偏视范畴。

【病因病机】

目偏视（风牵偏视）多因脏腑气血亏虚，风邪乘虚而入，筋脉弛张不收所致。如《诸病源候论》谓："人腑脏虚而风邪入于目，而瞳子被风所射，睛不正则偏视。此患亦有从小而得之者，亦有长大方病之者，皆由目之精气虚，而受风邪所射故也。"小儿脏腑娇嫩，元气未充，易外感风热邪毒，以致热极生风，风火相煽，灼伤眼带；或素体禀赋不足，眼带发育不全，偏视与生俱来；或目珠形态发育异常，能近怯远，能远怯近，日久而致目珠偏斜；或头部外伤，瘀血凝滞，筋脉受阻而致眼带失灵。此外，小儿长期侧卧，偏视灯光或亮处，长期逼近看物等，亦可使筋脉凝定，牵偏目珠。

本病多见目珠偏斜，或偏左或偏右，或偏上或偏下，程度不一。轻者斜偏一侧，黑睛尚见，重者斜翻于眦部之内，黑睛几乎不见，仅露白睛，常有视一为二、头晕目眩、恶心呕吐、步履不稳、视物昏花等表现。

【鉴别诊断】

小儿通睛：两者相同之处是均有目偏斜。小儿通睛一般无复视，第一斜视角等于第二斜视角，无眼球运动障碍。目偏视（风牵偏视）多突然发病，有复视，第二斜视角大于第一斜视角，并有不同程度的眼球转动受限。

【西医病名】

目偏视（风牵偏视）相当于西医学中的斜视，主要指麻痹性斜视。

2. 神珠将反

【概念】

神珠将反是黑睛斜翻于一侧，欲转而不能转的眼病。

【出处】

本病名见于《证治准绳》，其曰："神珠将反，谓目珠不正，人虽要转而目不能转，乃风热攻脑，筋络被其牵缩紧急，吊偏珠子，是以不能运转……失治者，有反背之患。"又云："因六气偏胜，风热搏急，其珠斜翻侧转，白向外而黑向内也。"

【病因病机】

神珠将反因风热上攻于脑，致脑筋紧缩，眼带牵急所致，重者黑睛不见，仅露白睛，则称"瞳神反背"。

【鉴别诊断】

目偏视（风牵偏视）：多突然发病，有复视，第二斜视角大于第一斜视角，并有不同程度的眼球转动受限。

【西医病名】

神珠将反相当于西医学中的麻痹性斜视。

3. 小儿通睛

【概念】

小儿通睛是小儿双侧目珠偏斜于内眦的眼病。

【出处】

本病名见于《秘传眼科龙木论》，又称"双目睛通"（《证治准绳》）、"小儿斜视外障"（《疡医大全》）、"天旋"（《目经大成》）、"小儿斗睛"（《眼科易知》）、"小儿双睛呆转"（《眼科阐微》）。

【病因病机】

小儿通睛多因婴幼儿时期患热性病，风热之邪上攻于脑，脑筋急缩，眼带受损而致；或因长期侧卧久视，长期逼近看物，致筋脉凝滞，吊偏眼珠而致；或因先天禀赋不足，眼带发育不全而致；或因眼珠发育异常，能远怯近，日久目珠偏斜而致。如《证治准绳·七窍门》谓："患非一端，有因脆嫩之时目病，风热攻损，脑筋急缩者；有因惊风天吊，带转筋络，失于散治风热，遂致凝滞经络而定者；有因小儿眠之牖下亮处，侧视久之，遂致筋脉滞定而偏者。"

【鉴别诊断】

《银海精微》《眼科纂要》之小儿通睛：是指外伤所致的瞳神散大，《眼科纂要》谓"此是小儿灾，开大瞳仁埋不得，打伤头脑坠尘埃，惊散肝魂乖"，名同实异，需加区别。

【西医病名】

小儿通睛相当于西医学的小儿共同性内斜视。

4. 坠睛

【概念】

坠睛是眼珠被牵拽斜向下方，不能上转，如红日西沉，仅露半面的眼病。

【出处】

本病名见于《太平圣惠方》，其曰："夫坠睛眼者，由眼中贼风所吹故也，风寒入贯瞳人，攻于眼带，则瞳人牵拽向下，名曰坠睛也。"（瞳人指瞳仁）

【病因病机】

坠睛因风寒上攻眼带，致目珠向下偏斜。

【鉴别诊断】

通睛：一般无复视，第一斜视角等于第二斜视角，无眼球运动障碍。

【西医病名】

坠睛相当于西医学的由上直肌、下斜肌麻痹所致的麻痹性斜视。

5. 目仰视

【概念】

目仰视是单侧或双侧目珠偏向上方，不能下转的眼病。

【出处】

本病名见于《审视瑶函》，又称"目上视"(《证治准绳》)。

【病因病机】

单眼目珠仰视者，多因正气内虚，膜理不固，外邪侵袭，脉络阻滞，或跌打损伤头部，瘀血闭阻脉络，眼带弛缓不收，以致目珠不能下转。

双眼目珠仰视者，多因火热亢盛，上扰心神，或痰涎壅盛，心神迷惘所致。如《审视瑶函》谓："小儿瘛疭不定，翻眼抬睛，状若神崇，头目仰高，名为天吊，亦惊风之症。"内科、儿科急重疾病而见双眼翻眼抬睛者，不属本病范畴。

【鉴别诊断】

通睛：一般无复视，第一斜视角等于第二斜视角，无眼球运动障碍。

【西医病名】

目仰视相当于西医学由下直肌、上斜肌麻痹所致的麻痹性斜视。

6. 辘轳转关

【概念】

辘轳转关是两侧目珠不自主地向左右，或上下不停地有节奏地颤动或旋转，形似转动之辘轳的眼病。

【出处】

本病名见于《秘传眼科龙木论》。

【病因病机】

辘轳转关多因人身腠理不固，又为风邪所击，风邪上犯脑筋，筋脉拘急，眼珠被其牵拽而致，小儿脏腑娇嫩，气血未充，经脉未盛，肝经风热更易上攻入脑，故易得此患；或因平素肝血不足，外受风热之邪，伤阴劫液，引动肝风，内外合邪，交攻于目所致；或因先天禀赋不足，眼珠发育不全，视力严重受阻，视而不见则眼珠颤动所致。本病之双目珠颤动，方向不一，忽左忽右，忽上忽下，也可旋转，可突然发生，亦可持续存在。如《证治准绳·七窍门》谓："脑筋如拽神珠，不待人转而自蓦然察上，蓦然察下……或左或右，倏易无时，盖气搏击不定，筋脉振惕，缓急无常，被其牵拽而为害。"

【鉴别诊断】

《疡医大全》之辘轳转关：指眼珠突出，不能转动，并非本病，需作鉴别。

【西医病名】

辘轳转关相当于西医学的眼球震颤，是一种不自主、有节律性、往返摆动的眼球运动，方向分为水平型、垂直型、旋转型等，以水平型常见，通常以快相方向表示眼球震颤方向，快相为代偿性恢复注视位的运动，简称眼震。常由视觉系统、眼外肌、内耳迷路及中枢神经系统的疾病引起。

7. 鹘眼凝睛

【概念】

鹘眼凝睛是因双目珠骤然火赤胀起，若鹘鸟之眼凝视不能转运的眼病。

【出处】

本病名见于《秘传眼科龙木论》，《目经大成》认为此病双侧目珠外突，如"花缸变鱼之目，凸而定凝"，故又称"鱼睛不夜"。

【病因病机】

鹘眼凝睛多因五脏风热结积，阳邪亢害，热毒上壅于目，目络涩滞，上窍闭塞所致。如《银海精微》谓："鹘眼凝睛，此骤然所感，非久患之症。因五脏皆受热毒，致五轮振起，坚硬不能转运，气血凝滞，睁然如鹘鸟之眼，凝视不运之貌，难辨人物，因形而名曰鹘眼凝睛。"本病见双目珠如火赤，若庙宇凶神之目，凸而定凝。

【鉴别诊断】

珠突出眶：眼珠骤然突出，轻者含于睑内，重者突出眶外。

【西医病名】

鹘眼凝睛相当于西医学的甲状腺相关性免疫眼眶病，又称Graves眼病。患者可表现为甲状腺功能亢进、甲状腺功能减退及甲状腺功能正常。若甲状腺功能正常而出现Graves眼病时，称为眼型Graves病。

8. 突起睛高

【概念】

突起睛高是单眼目珠突高胀起，转动失灵，白睛臃肿，疼痛剧烈的眼病。

【出处】

本病名见于《秘传眼科龙木论》。又名"睛高突起"（《沈氏尊生书》）、"突睛外障"（《病源辞典》）。

【病因病机】

突起睛高多因风热火毒上冲于眼所致；或因五脏毒风所蕴，热极充眼，毒攻五轮所致；或因痰饮渍于脏腑，蕴积生热，热冲于目所致。本病症见眼珠疼痛，甚则剧痛难忍，寝食不宁，胞睑红肿，泪出汪汪，白睛红赤臃肿，目珠突起，转动失灵，触按较硬。若治不及时，邪毒蔓延，可致毒入营血，邪陷心包而危及生命。

【鉴别诊断】

鹘眼凝睛：二者虽均有眼珠突起。鹘眼凝睛是双眼为患，如庙宇凶神之貌。突起睛高多是单眼之疾。

【西医病名】

突起睛高相当于西医学的急性炎症性突眼，为急性眶内炎症，多因眼眶蜂窝组织炎、眶骨膜炎、眼球筋膜炎、全眼球炎等引发，病原体多为溶血性链球菌及金黄色葡萄球菌等。

9. 珠突出眶

【概念】

珠突出眶为眼珠骤然突出，轻者含于睑内，重者突出眶外的眼病。

【出处】

本病名见于《证治准绳》，又名"睛凸"（《目经大成》）

【病因病机】

珠突出眶多因暴怒气悖，高声吼喊，低头屏气等使气血并于上，脉络涩滞而致；或因火热上逼，邪火亢盛，内无从泄，上走空窍，泄之不及，涨涌而出而致；或因外伤，瘀血内停而致。如《证治准绳·七窍门》谓："珠突出眶证……有酒醉怒甚及呕吐极而阆出者，有因患火证热盛而关格亢极而胀出者，有因怒甚吼喊而阆出者……亦有因打扑而出者。"

【鉴别诊断】

鹘眼凝睛：双目珠骤然火赤胀起，若鹘鸟之眼凝视不能转运。

【西医病名】

珠突出眶相当于西医学血管性疾病引起的眼球突出。

10. 膏伤珠陷

【概念】

膏伤珠陷是因精、津、气、血亏损而致眼珠向后缩陷的眼病。

【出处】

本病名见于《证治准绳》。

【病因病机】

膏伤珠陷多因色欲过度，肾精过耗而致；或因嗜食辛燥，耗津灼液而致；或因风痰湿热，郁蒸精膏而致；或因误伤经络，出血过多而致。如《证治准绳·七窍门》谓："所致不一，有恣色而竭肾水者，有嗜辛燥而伤津液者，有因风痰湿热久郁而蒸损精膏者，有不当出血而误伤经络，及出血太过以致膏液不得滋润涵养者，有哭损液汁而致者，有因窍因漏泄其络中真气，及元气弱不能升载精汁运用者。大抵系元气弱，而膏液不足也。"本病治疗应以补养为主，切不可用寒凉之剂。

【鉴别诊断】

诸漏所致的眼珠缩小：因眼珠破损，膏流水耗而眼珠缩小。膏伤珠陷是眼珠大小如常，只是向下缩陷。

【西医病名】

膏伤珠陷相当于西医学的眼球萎缩。

11. 眯目飞扬

【概念】

眯目飞扬是因细小异物随风飞扬进入眼内，而致眼涩痛泪出，眯目不开的眼病。

【出处】

本病名见于《证治准绳》，又称"眯目飞尘外障"（《秘传眼科龙木论》）、"飞尘入眼"（《银海精微》）、"飞尘眯目"（《目经大成》）。

【病因病机】

眯目飞扬多因防护不慎，异物进入眼内，以致眼涩痛泪出，眯目不开。本病根据异物的形状、性质、部位和进入眼内时间的不同而有轻重不等的症状。若异物在白睛或胞睑的表层，则沙涩疼痛等症相对较轻；若在黑睛表层，则异物摩擦使眼畏光流泪，红赤疼痛等症较重。若异物进入眼内时间较长，可见白睛混赤，异物周围有边界不清的灰白色翳障。若为金属异物，可见棕色锈环。若治不及时，或乱加揉擦挑拨，邪毒乘伤侵入，可变生凝脂翳等病。对于难以发现的细微异物，可借助裂隙灯检查确定。

凡异物入目，不可乱加揉擦挑拨，须轻提胞睑，待泪来满，让其自行冲去；若异物黏在白睛表面，可用生理盐水冲洗，或用湿棉签蘸出；若异物嵌在黑睛表层，则采用角膜异物挑剔法取除，但须牢记无菌操作。

【鉴别诊断】

酸碱入目：强酸、强碱进入或接触目珠，引起黑睛混浊，甚或目珠萎陷。

【西医病名】

眯目飞扬相当于西医学的结膜、角膜异物。

12. 酸碱入目

【概念】

酸碱入目是强酸、强碱进入或接触目珠，引起黑睛混浊，甚或目珠萎陷的眼病。

【出处】

古籍中无"酸碱入目"病名的直接记载，但《华佗神医秘传》中记载有"碱水入目"。

【病因病机】

酸碱入目多因硫酸、盐酸、石灰、氢氧化钠等化学物质进入或接触目珠，造成目珠损伤。轻者可见眼部灼热刺痛，白睛微红，黑睛稍混浊，重者疼痛剧烈，胞睑红肿，白睛混赤或苍白，黑睛混浊，甚至变白坏死，出现黄液上冲，晶珠混浊，甚或目珠萎陷的重症，后期黑睛厚翳，或血翳包睛，影响视力。

【鉴别诊断】

眯目飞扬：因细小异物随风飞扬进入眼内，而致眼涩痛泪出，眯目不开。

【西医病名】

酸碱入目相当于西医学的酸碱化学伤。

13. 振胞瘀痛

【概念】

振胞瘀痛是胞睑外伤后，瘀血内停，致胞睑肿胀，疼痛难睁的眼病。

【出处】

本病名见于《证治准绳》。

【病因病机】

振胞瘀痛多因球类、拳头、棍棒、铁块、砖石等钝器击伤眼睑，睑内血络受损，血溢络外，瘀血内停而成；也可因邻近部位骨折，血渗于胞睑而成。本病症见胞睑肿胀，疼痛难睁，色呈青紫，若出血量多，可越过鼻梁至对侧胞睑而发生肿胀。本病应仔细观察是否还有其他受伤情况，如为邻近部位骨折引起者，多于受伤 12 小时后出现振胞瘀痛表现，且伴有其他孔窍出血。

【鉴别诊断】

物损真睛：物体直接损伤眼珠。

【西医病名】

振胞瘀痛相当于西医学的眼睑外伤。

14. 物损真睛

【概念】

物损真睛是物体直接损伤眼珠的眼病。

【出处】

本病名见于《证治准绳》，又称"外物伤目"（《圣济总录》），"为物所伤之病"（《原机启微》）、"被物撞破"（《银海精微》）、"打撞伤损"（《古今医统大全》）、"因损伤"（《眼科菁华录》）。

【病因病机】

物损真睛多因目珠被物体击伤所致；或因高速溅入异物使眼珠破损所致；或因眼内异物存留所致；亦可因眼珠邻近部位受伤，或头部受强烈震击，损及眼珠所致。目为至宝，构造精细，外有白睛、黑睛卫护，内含神膏、神水、黄仁、黄精、真血、真气、真精，各司其职，相互为用，如有损伤，一则相互影响，二则难以修复。目为先天之气所生，后天之气所成，经络分布周密，气血贯注特殊，目珠受损，既可伤血，又可伤气，血伤则溢血或瘀滞，气伤则升降失常，功能障碍。由于致伤物体多有污浊，受伤处易被毒邪侵袭，因此外伤不仅使眼的经络、气血、组织受伤，而且可出现邪毒炽盛之候，甚至累及健眼。

【鉴别诊断】

本病损伤部位程度不同表现不同，可资鉴别。

（1）黑睛受损：可见黑睛呈条状、片状或雾状浑浊，或在相应部位有伤痕可见。若治疗及时，可恢复正常。若撞刺黑睛后邪毒入侵而致生翳者，愈后多留瘢痕，若瘢痕遮蔽瞳仁，则影响视力。黑睛破损，神水外溢，黄仁脱出，状如蟹睛，预后多属不良。

（2）白睛受损：可见白睛溢血，色若胭脂，或有裂口。白睛外膜裂伤，多无大碍，若白珠裂口大者则神膏外溢，状若稠痰，凝在伤口，欲流不流，若脱出物多者，眼珠立即塌陷变软。

（3）黄仁受损：表现形式不一，初起瞳神缩小，继之瞳神散大，或瞳神欹侧，甚则黄仁破裂、退缩。如其血络损伤，可见血灌瞳神，血量多少不一预后不同，少则可自行吸收，多则遮盖瞳神，若日久不吸收者，可生变证。

（4）黄精受损：可见黄精半脱位或全脱位，或脱于黄仁前，或脱于黄仁后，或黄精逐渐浑浊成为内障。甚者黄精破碎，在黑睛后方有白浆泛起，更甚者，黄精随眼珠破裂而脱出珠外。

（5）眼底受损：在检眼镜下可见眼底出血，量多者积满玻璃体，或脉络膜破裂，或视网膜水肿、脱离等。

（6）眼内异物：异物高速溅入眼内而致穿透伤者，多有异物存留，若为金属异物，一般需影像照片后方可确定。

（7）邪毒入侵：外伤后，特别是在穿破伤后，邪毒乘伤袭入，或异物沾染邪毒进入珠内，一二日可致胞睑肿胀，畏光流泪，疼痛剧烈，创口污浊浮肿，白睛红赤肿胀，神水不清，黄液上冲，瞳神不辨。若病情严重，邪毒蔓延，上述诸症加重，且眼珠突出，不能转动，并伴有头痛、恶寒发热等症。

（8）健眼牵损：外伤后造成穿破伤，伤在黑睛边缘，眼内有异物存留，或眼珠穿破后，经治疗畏光、白睛红赤等症持续不退，或反复发作，可累及对侧健眼出现瞳神紧小、抱轮红赤等症，或健眼初起神膏内呈微尘状混浊，继之眼底视盘充血水肿，边缘模糊，网膜渗出。

【西医病名】

物损真睛相当于西医学的穿通性眼外伤。

15. 惊振外障

【概念】

惊振外障是因目珠外伤后失于保养调护，复为外邪侵袭所致，以目痛、畏光、流泪、赤肿加剧、病情加重为主要表现的外障类的眼病。

【出处】

本病名见于《证治准绳》。

【病因病机】

惊振外障多由碰撞、跌扑等外伤致目珠损伤，由于伤势较轻或伤后赤痛诸证有所好转未予重视，或伤势较重而处理不当等，复为风热毒邪侵袭，或患者失于保养，致使眼病症情加重。如《证治准绳·七窍门》，谓："目被物撞触而结为外障也，与伤在膏上急者不同。初撞时亦有珠疼涩胀之苦，为其伤轻而瘀自潜消，故痛虽止而不戒禁，有所触发其火，致水不清，气滞络涩而生外障。有撞虽轻反不知害，有所触犯遂为外障者，有撞不戒反触而变为凶疾者。"

【鉴别诊断】

（1）凝脂翳：黑睛生翳，状如凝脂，多伴有黄液上冲。

（2）湿翳：多为黑睛外伤或异物剔除术后，风热邪毒侵入，黑睛生翳，翳形微隆，外观似豆腐渣样，干而粗糙。

【西医病名】

惊振外障相当于西医学的外伤性角膜炎。

16. 电光伤目

【概念】

电光伤目是因紫外线照射引起眼部灼热疼痛、畏光流泪的眼病，又称"电光性眼炎"。

【出处】

北魏时期宋云的《行纪》中有记载因雪光盲眼之事，谓："雪有白光，照耀人眼，令人闭目茫然无见。"《外台秘要》将"雪山巨睛视日"列为丧明的原因之一。

【病因病机】

电光伤目多因电焊或气焊时，电弧与溶化金属所产生的紫外线，或消毒的紫外线，或冰川、雪地、海面、沙漠等受光照射后反射的紫外线伤目引起。本病病情的轻重与紫外线的强度及照射时间有关，照射当时可无症状，因其损害为光电性反应，需要一定的感应时间，一般于照射后 6～8 小时发病，不超过 24 小时，故常于夜间或清晨发作。症轻者，眼有轻度刺涩灼痛，流泪畏光。症重者，眼骤然剧痛，灼热干涩，畏光，不敢睁视，热泪如汤，涕清如水，视物昏朦，观灯火周围若彩虹环绕，胞睑潮红，灼热肿胀，甚则有小疱、出血点，白睛红赤或混赤，黑睛有点状或片状星翳，肉眼较难查见，荧光素染色阳性，瞳神可紧缩变小。本病以常暴露于外的白睛、黑睛损害为重，多于 2～3 日痊愈，视力无损，偶有迁延日久而致黑睛混浊者。若眼部受短暂而重复的照射，亦可积蓄而发病；若长期为低度紫外线重复照射，则可引起睑弦赤烂、白睛红赤、黑睛生翳等症。本病应以预防为主，在有大量紫外线辐射的区域内工作或旅行时，必须佩戴防护眼罩或眼镜。

【鉴别诊断】

热烫伤目：两者均属外伤眼病。热烫伤目是因高温物质烧伤或烫伤外眼或眼球所致，以眼部红肿剧痛，甚至影响视力为主要临床表现。

【西医病名】

电光伤目相当于西医学的辐射性眼损伤。

17. 目闭不开

【概念】

目闭不开是双目胞睑骤然闭合，不能自然睁开，而目内外别无他症的眼病。

【出处】

本病名见于《证治准绳》。

【病因病机】

目闭不开多因七情刺激，情志不舒，肝失条达所致；或脾胃虚弱，生发不足，清气不升所致；也可因湿热侵袭眼睑经脉所致。如《张氏医通》云："足太阳之筋，为目上纲，足阳明之筋，为目下纲，热则筋纵目不开……然又有湿热所遏者。"本病骤然发生，症见双眼紧闭，可持续数时甚至数天不能自然睁开，嘱患者强开，可见挤眉皱额，瞬目频繁，或越睁反闭，察其轮之内外，无明显特殊，状若常人。劝患者心胸开阔，消除顾虑，保持七情和畅，也是治疗的重要方法。

【鉴别诊断】

眯目飞扬：细小异物随风飞扬，进入眼内，致眼涩痛泪出，眯目不开。

【西医病名】

目闭不开归属于西医学的急性结膜炎、眼眶蜂窝组织炎等。

18. 逆经赤肿

【概念】

逆经赤肿是女性于行经之际，因血热内蕴，经血不循常道，反而上逆犯目，致满目赤涩或血灌瞳神的眼病。

【出处】

本病名见于《张氏医通》，又称"室女逆经"（《银海精微》）、"女人血气逆流"（《古今医统大全》）、"女子逆经"（《医宗金鉴》)、"女子逆经赤涩"(《眼科易知》)。

【病因病机】

逆经赤肿因女性血热,阻滞气机,故值月经之际,经血不循常道,上逆犯目所致。如《医宗金鉴》谓:"女子逆经之证,乃血逆上行,冲灌瞳人(仁),以致满目赤涩。"

【鉴别诊断】

白睛溢血:白睛表层下出现片状出血斑,甚至遍及整个白睛,多见于 50 岁以上的中老年人,大抵数日能自行消退,一般预后良好。

【西医病名】

逆经赤肿相当于西医学女性月经期出现的结膜下出血。

19. 行经目痛

【概念】

行经目痛是女性行经之际,出现目赤疼痛、眼涩难开、黑睛生翳等症,或素患目赤翳障,至经期复发或加重的眼病。

【出处】

本病名见于《医宗金鉴》,其曰:"行经目痛者,女子遇经行之际,眼目涩痛,头疼眩晕,肿涩难开,生翳于黑睛上,或如粟米,或花翳白陷,此因经行去血过多,肝经虚损故也。"本病又称"血室涩痛"(《银海精微》)。

【病因病机】

行经目痛多因月经失血太过,或体质素虚,行经之时,肝血失充,目失濡养所致;或因肝经积热,月经之时,热邪冲扰犯目所致;或因肝热内蕴,刑及肺金,热邪壅肺所致。

【鉴别诊断】

聚星障:黑睛生细小星翳,或连缀,或团聚,或散漫,伴有畏光流泪、沙涩疼痛,常在感冒发热基本好转或痊愈后出现,或在劳累后发病。行经目痛主要发生于女性行经之际，可资鉴别。

【西医病名】

行经目痛相当于西医学的女性月经期出现的眼睛红、肿、热、痛等症状范畴。

20. 妊娠目病

【概念】

妊娠目病是妊娠期间女性罹患的外障、内障眼病。

【出处】

本病名见于《证治准绳》，《审视瑶函》中又称"兼胎症"，并云："此症专言妇人有孕而目病也，其病多有余，要分在血在气分之不同。"

【病因病机】

妊娠目病多因妊娠期间外感风寒，风热之邪上犯而致；或因妊娠期间过食燥热温补之品，内脏蕴热，气血失和，燥火上攻而致；亦可因妊娠之际，阴血聚于冲任以资养胎，致阴血不足，虚阳上亢，扰乱神明而致。傅仁宇认为，妊娠目病的治疗"与常人病眼不同"，"内伐又恐伤胎泄气，不伐又源不清，事在两难，善用内护外劫之治则百发百中矣……不厌疏利，但避硝黄等峻药"。

【鉴别诊断】

产后目病：指产妇分娩后发生的外障、内障眼病。妊娠目病是妊娠期间女性罹患的外障、内障眼病。

【西医病名】

妊娠目病相当于西医学的妊娠期女性眼底和眼表疾病。

21. 产后目病

【概念】

产后目病是产妇分娩后发生的外障、内障眼病。

【出处】

本病名见于《证治准绳》，又称"为产症"（《审视瑶函》），"产后证"（《眼科菁华录》）。

【病因病机】

产后目病多因产后气血俱虚，滋目之精血、津液皆失化源，目失濡养所致；或因七情郁结，悲伤泣哭，目窍闭塞所致；或因过食辛辣厚味，脾胃湿热蕴结，复感风邪，上犯于目所致；或因头风伤目所致；或因产后失于调理，感受毒邪，上窜于目所致。如《证治准绳·七窍门》谓："产则百脉皆动，气血俱伤，太虚不足，邪易以乘，肝部发生之气甚弱，血少而胆失滋养，精汁不盛，则目中精膏气液皆失化源，所以目病者多。然轻重内外不同，有劳瞻竭视，悲伤哭泣，而为无时冷热泪，内障昏渺等证。有窍不密，引入风邪，为湿烂头风者。有因虚沐发，湿气归脑而为内障诸病者。有因虚劳役，恣辛嗜热及患热病，而伤目血为外障者。皆内不足所致。"产后目病宜抓紧时机治疗，若某些内障眼疾延误病情，则预后不佳。如《证治准绳·七窍门》云："大抵产后病宜早治，莫待其久，久则气血定而病深，治亦不易。其外证易知者，人皆知害而早治；其内证害缓者，人多忽之，此其成也，为无及之，悔者多矣。"

【鉴别诊断】

妊娠目病：妊娠期间女性罹患的外障、内障眼病。

【西医病名】

产后目病相当于西医学女性产后出现的眼底和眼表疾病。

22. 消渴目病

【概念】

消渴目病指糖尿病性视网膜病变（diabetic retinopathy，DR），是糖尿病早期微血管并发症之一。DR 的发生发展与糖尿病的类型、病程、发病年龄及血糖控制等情况密切相关，高血压、高血脂、肾病、肥胖、吸烟等因素均可加重 DR。本病发病与性别无关，多双眼发病，以视力下降，眼底出现 DR 特征性改变为主要表现。

【出处】

虽然古代医家对 DR 没有具体记述，但认识到消渴（即糖尿病）最终可致盲，如《三消论》中指出："夫消渴者，多变聋盲。"《秘传证治要诀》更进一步指出："三消久之，神血既亏或目无所见，或手足偏废。"

【病因病机】

中医学认为消渴目病的主要病机是阴虚燥热，虚火上炎，灼伤目中血络，气无所化，致目失所养；或气虚行血乏力，阴虚血行滞涩，致目中瘀血阻络；或气不摄血，致血不循经，溢于络外；或消渴日久，累及肝肾，致目失所养。多中心证候研究表明，DR 的证候特点为虚实夹杂、本虚标实，气阴两虚贯穿病变发展的全过程，气阴两虚日久，气虚渐重，燥热愈盛，阴损及阳，内寒更著，阴阳两虚是其主要证候演变规律，而阳虚是影响病情进展的关键证候因素。

（1）临床表现：症状早期眼部多无自觉症状，病久可有不同程度视力减退，眼前黑影飞舞，或视物变形，甚至失明。DR 的眼底表现包括微动脉瘤、出血、硬性渗出、棉绒斑、静脉串珠样改变、视网膜内微血管异常、黄斑水肿、新生血管、视网膜前出血及玻璃体积血等。DR 的并发症有玻璃体积血、牵拉性视网膜脱离、虹膜新生血管及新生血管性青光眼等，前两种最常见，也是致盲的重要原因。①牵拉性视网膜脱离。主要由视网膜增殖膜及新生血管膜收缩引发。②虹膜新生血管及新生血管性青光眼。DR广泛的视网膜缺血，诱生血管生长因子刺激虹膜及房角产生新生血管。虹膜新生血管表现为虹膜表面出现的细小弯曲、不规则血管，多见于瞳孔缘，可向周边发展。房角新生血管阻塞或牵拉小梁网，或出血影响房水引流，导致眼压升高，形成新生血管性青光眼。

（2）实验室检查：①荧光素眼底血管造影（FFA）。检眼镜和光学相干断层扫描（OCT）未见DR眼底表现的患者，FFA检查可出现异常荧光，如微血管瘤样强荧光、毛细血管扩张或渗漏、视网膜无灌注区、新生血管及黄斑囊样水肿等。因此FFA可提高DR的诊断率，有助于评估疾病的严重程度并指导治疗，评价临床疗效。②暗适应和电生理检查。DR患者可出现暗适应功能异常，表现为杆阈、锥阈升高，多焦ERG检查表现为黄斑区反应密度降低，标准闪光ERG检查a波、b波振幅降低，患病早期可见视网膜振荡电位（OPs）异常，表现为总波幅降低、潜伏期延长。由于OPs能客观而敏感地反映视网膜内层血循环状态，故能显示DR病程的进展和好转。

（3）诊断要点：①有糖尿病病史。②眼底检查可见微动脉瘤、出血硬性渗出、棉绒斑、静脉串珠样改变、视网膜内微血管异常、黄斑水肿、新生血管、视网膜前出血及玻璃体积血等。③眼底荧光血管造影或光学相干断层扫描血管成像（OCTA）可帮助确诊。

2002年全球糖尿病视网膜病变项目组根据糖尿病视网膜病变早期治疗研究（ETDRS）和Wisconsin糖尿病视网膜病变流行病学研究（WESDR）两个大样本多中心临床研究证据制订

了糖尿病性视网膜病变及糖尿病性黄斑水肿国际临床分级标准（表4-1，表4-2）。

表4-1 糖尿病性视网膜病变国际临床分级表

分级	病变严重程度	散瞳眼底检查所见
1	无明显视网膜病变	无异常
2	轻度非增生性DR	仅有微动脉瘤
3	中度非增生性DR	除微动脉瘤外，还存在轻于重度非增生性糖尿病性视网膜病变的改变
4	重度非增生性DR	出现以下任一改变，但无增生性视网膜病变的体征： ①在任一象限中有20处以上的视网膜内出血； ②在两个或以上象限中出现静脉串珠样改变； ③至少有一个象限出现明显的视网膜内微血管异常
5	增生性DR	出现下列一种或一种以上改变： ①新生血管； ②玻璃体积血或视网膜前出血

表4-2 糖尿病性黄斑水肿国际临床分级表

程度	散瞳眼底检查所见
无	在后极部无明显视网膜增厚或硬性渗出
轻	后极部存在部分视网膜增厚或硬性渗出，但远离黄斑中心
中	视网膜增厚或硬性渗出接近但未累及黄斑中心凹
重	视网膜增厚或硬性渗出累及黄斑中心凹

【鉴别诊断】

络瘀暴盲：因血管硬化、高血压等所致，多为单眼发病，临床表现为视力突然下降，视网膜可见火焰状出血、渗出，视网膜静脉迂曲扩张，亦可出现新生血管。

【西医病名】

消渴目病相当于西医学的糖尿病性视网膜病变。

23. 积聚

【概念】

积聚指增殖性玻璃体视网膜病变（proliferative vitreoretinopathy，PVR），是在孔源性视网膜脱离或视网膜复位手术后，或眼球穿通伤后，由于玻璃体内及视网膜表面的细胞膜增殖和收缩，造成牵引性视网膜脱离的眼病。

【出处】

本病中医学文献无相应病名记载，因其为有形之物，将其归为中医积聚范畴。

【病因病机】

积聚多因痰瘀互结于视网膜前或玻璃体内，形成有形之物，导致玻璃体视网膜增殖性改变。

（1）临床表现：可出现不同程度的视力下降或视野缺损，玻璃体内见增殖性视网膜全层固定皱褶。国际视网膜学会根据视网膜表面膜及视网膜脱离的程度和范围，将 PVR 分为 A、B、C1 ～ C3、D1 ～ D3 四级。

①A 级：玻璃体轻度混浊，玻璃体有色素游离及色素团块堆积。②B 级：视网膜有皱褶，裂孔卷边，血管扭曲抬高。③C 级：C1，一个象限全层的视网膜固定皱褶；C2，两个象限全层的视网膜固定皱褶；C3，三个象限全层的视网膜固定皱褶。④D 级：指固定皱褶累及四个象限，视网膜脱离呈漏斗。D1,

视网膜全脱离，呈宽漏斗；D2，视网膜全脱离，呈窄漏斗，漏斗前口在 45°范围内；D3，视网膜全脱离，呈看不到视盘的窄漏斗，又称闭合性漏斗。

（2）实验室及其他检查：眼部 B 超检查示玻璃体区内有不规则点状、斑块状、条状、V 型带状中等回声与视盘相连。

（3）诊断要点：①有孔源性视网膜脱离、视网膜多次手术、玻璃体积血、眼外伤等病史。②玻璃体出现增殖性病灶。

【鉴别诊断】

（1）退行性玻璃体混浊：多见于高度近视或视网膜色素变性，常双眼发病，病程逐渐加重，视力逐渐下降，玻璃体呈絮状、条状混浊。

（2）炎性玻璃体混浊：常由葡萄膜炎、眼内炎及穿通伤后的感染引起，玻璃体呈白色点状、线状或棉絮状混浊。若玻璃体腔充满脓液后，瞳孔区呈黄白色反光。

【西医病名】

积聚相当于西医学的增殖性玻璃体视网膜病变。

24. 痘疹入眼

【概念】

痘疹入眼是患痘疹时，邪毒入眼，引起白睛和黑睛的病变的眼病。

【出处】

本病名见于（《银海精微》），又称"斑痘疮入眼"（《圣济总录》）、"小儿斑疮入眼外障"（《秘传眼科龙木论》）、"浊善清和症"（《审视瑶函》）。

【病因病机】

痘疹入眼的病机多为痘疹病中饮食发物，以及辛热燥腻之品，或误投热药，毒邪自内达外，上攻于目所致，痘发则正气虚，调理失宜，则邪气乘虚而入，引动内热，内外合邪而致目病；亦可为痘疹抓破感染目睛，或接种痘疹类疫苗时，痘毒移入睛内所致。本病症见白睛或睑内起疱如痘，轻则溃破愈合，能自行消退；重则于黑睛之上生星翳，由小渐大，甚者侵及整个黑睛。失治常有凝脂翳、蟹睛、黄液上冲等症并发。本病切勿乱投热药，忌辛辣燥腻之食，所处环境要寒温适宜，避强光刺眼及风烟侵目，防止用手揉眼，以免将痘毒及不洁之物移入眼内。

【鉴别诊断】

疳积上目：继发于小儿疳积，初起时夜盲、眼干涩，日久黑睛生翳糜烂，甚则溃破穿孔。

【西医病名】

痘疹入眼相当于西医学的病毒（水痘－带状疱疹病毒、麻疹病毒、单纯疱疹病毒等）所致的眼表疾病。

25. 痘疹余毒

【概念】

痘疹余毒是痘疹病后，余毒未清，上冲眼目，发为外障或内障的眼病。

【出处】

本病名见于《证治准绳》，又称"斑疹余毒之病"（《原机启微》），"痛疹""痘疹"（《审视瑶函》）。

【病因病机】

痘疹余毒多因痘疹病后，余毒未尽，毒邪攻侵，自脏达外，发为目疾所致；或因余邪蕴积，肝胆热郁，清气受伤，郁闭玄腑所致。本病轻者，眼部沙涩刺痒，眵多流泪，白睛红赤；重者畏光泪频，目疼剧烈，白睛混赤，黑睛生翳，或聚或散，或连缀成片，甚至有凝脂翳、蟹睛等变证；亦有目外观端好，但时见黑花，瞻视昏朦，渐致目盲，甚者视力速降，而为暴盲的情况。本症与痘疹入眼不同。痘疹入眼者，为发痘疹之同时，眼部亦患痘疹。

【鉴别诊断】

痘疹入眼：患痘疹之时邪毒入眼而引起白睛和黑睛的病变。如《银海精微》谓："疹痘入眼，疹有二分，痘疮初上皮肤之际，眼闭不开，眼上即有痘疮点在黑睛上……又有一症，痘疹之后，疮痂落净，肌体肥壮，眼中忽然红涩，此乃余毒郁结于肝而发出。"

【西医病名】

痘疹余毒相当于西医学的病毒（水痘－带状疱疹病毒、麻疹病毒、单纯疱疹病毒等）所致的眼表疾病后期症状。

26. 疳眼证

【概念】

疳眼证是小儿因疳积伤眼所致，以初为雀目，继则黑睛生翳，甚则溃陷为特征的眼病。

【出处】

本病名见于《审视瑶函》，又称"小儿疳眼外障"（《秘传眼科龙木论》）、"深疳为害之病"（《原机启微》）、"小儿疳伤"（《银海精微》）。

【病因病机】

疳眼证的病机多为幼儿营养不足（因乳母奶水不足、断奶之后喂养不善、病中忌口等原因导致），精血无以化生，养目之源虚竭，久而成疳，攻伤眼目；或幼儿嗜食生冷不洁之物，化湿生虫，积久成疳伤目；或幼儿久泻不止，元气损伤，而成疳眼。《原机启微》谓："深疳为害之病，卫气少而寒气乘之也，元气微而饮食伤之也，外乘内伤，酿而成之也。父母以其纯阳耶，故深冬不为裳。父母以其恶风耶，故盛夏不解衣。父母以其数饥耶，故饲后强食之。父母以其或渴耶，故乳后更饮之。有为父母愚慧者，又不审其寒暑饮食也，故寒而不为暖，暑而不能凉，饮而不至渴，食而不及饥，而小儿幽玄衔默，抱疾而不能自言，故外乘内伤，因循积渐，酿而成疳也……日远不治，遂生目病。"

本病初起为雀目，小儿每于黄昏之后视物欠清，不敢嬉戏，并喜早睡，眼感涩痒，频频眨动，畏光向暗，继则黑睛两旁、白睛上有黄白色皱起，黑睛失去光泽，甚则黑睛腐烂，有凝脂翳、蟹睛之变，可为旋螺尖起，或睛珠枯陷。患儿形瘦腹胀，青筋暴露，毛发萎黄易于断落，面色憔悴，或午后潮热，至夜方退，终因精气枯竭，声音嘶哑，手足俱肿而成险候。本病主要在于预防，对幼儿应护养适度，合理安排饮食，特别是婴幼儿，饮食以多样化，寒温适度，改变不合理的忌口，增加户外活动，多照射阳光，如发现消化不良或有虫积，须迅速诊治，防止久积成疳。

【鉴别诊断】

高风内障：为内障眼病，眼底可见视盘蜡黄，视网膜血管旁有骨细胞样色素沉着，血管变细，视野逐渐缩窄。疳眼证为外障眼病，可见白睛和黑睛干燥无光泽，甚至黑睛混浊、溃烂等，一般眼底无异常。

【西医病名】

疳眼证相当于西医学的角膜软化症。

27. 因他证

【概念】

因他证是因患其他病变而累及眼部的眼病。

【出处】

本病名见于《证治准绳》，又称"因他病后生翳外障"（《秘传眼科龙木论》）、"伤寒热病后外障"（《银海精微》），本病病变范围较广，包括内障和外障。

【病因病机】

因他证多因某些全身性病变导致。脏腑虚损、气血不足、经络阻滞、湿痰内困、火气上逆、清阳不升浊阴不降等，均可致眼内精、津、气、血不足，目病由生。也可因病中用药欠妥，服寒药太过抑遏阳气，服辛热药过甚引动火邪，当泻而服补药助其邪，当补而服泻药损其正；伤寒热病后余邪未尽；或病后调养失宜，形体羸瘦，脏腑未充，气血尚虚，复感外邪；或嗜食五辛油腻热物之类损伤脾胃，生化之令不行，导致眼病。如《证治准绳·七窍门》云："谓因患别病而害及目也。所致不同，有阴病而阴自伤，有阳病而阳自损，有寒病热药太过伤其神气，有热病寒药太过耗其精血。补者泻之，泻则损其元；泻者补之，补则助其邪。针砭之泄散真气，炮炙之激动火邪。实实虚虚，损不足益有余之故不同，亦各因人触犯感受，脏腑经络衰旺，随其所因而入为病，内外轻重不等，当验其标而治其本。"

【鉴别诊断】

假性 Purtscher 视网膜病变：两者临床表现相同，但假性 Purtscher 视网膜病变与外伤无关，病因多为急性胰腺炎、胶原血管病（红斑狼疮、硬皮病、皮肌炎、Sjogren 综合征）、血栓性血小板减少性紫癜、慢性肾衰竭、球后麻醉、眶内类固醇注射、长骨骨折。

【西医病名】

因他证相当于西医学的远达性视网膜病变。

28. 亡血目病

【概念】

亡血目病是由于失血过多引起的眼病。

【出处】

本病名见于《原机启微》，称"亡血过多之病"，又称"伤血过多之症"（《眼科纂要》）。

【病因病机】

亡血目病因失血过多，目失所荣而为病。《原机启微》谓："手少阴心主血，血荣于目。足厥阴肝，开窍于目，肝亦多血，故血亡目病。男子衄血便血，妇人产后崩漏，亡血过多者，皆能病焉。"指出本病病因为女性经期出血过多，血室空虚，目失濡养；或外伤出血过多等致目中真血匮乏，化源将绝，目病即生。本病见不能久视，久视则目珠酸疼，畏光痒涩，启闭无力，眉棱骨及太阳穴酸疼，甚则目昏不明，视力骤减。若有出血性疾患，如吐衄、便血、崩漏之类，在疾之初起应急速治疗，以防出血过多而损目，是治亡血目病于未然之策。本病应酌情调补及注意清理余邪，饮食方面宜忌食咸物，《素问·宣明五气》有咸走血，血病无多食咸之说。

【鉴别诊断】

络阻暴盲：两者均为眼底缺血性病变。络阻暴盲患眼外观正常，猝然一眼或双眼视力急剧下降，以视衣可见典型的缺血性改变为特征，主要因视网膜中央动脉或分支阻塞后，所供应区域的视网膜发生急性缺血引起。

【西医病名】

亡血目病相当于西医学的贫血或失血过多所致的眼病。

29. 蜡目

【概念】

蜡目是眼睛内寄生有蝇蛆的眼病。

【出处】

本病名见于《诸病源候论》，其曰："蜡目者，是蝇蛆目眦成疮，故谓之蜡目。"

【病因病机】

蜡目多因环境不洁蝇蛆入眼滋生所致，特别是放养牛羊等牲畜较多的区域，若不注意个人卫生，眼部被蝇类所袭，未及时治疗，蝇类可排卵于胞睑之内而成蛆。本病以羊狂蝇为病多见，羊狂蝇飞行速度极快，当其碰撞人眼时，可将幼虫投入结膜囊内而致病。本病症见眼部刺痒难忍，紧涩不舒，甚则畏光流泪。对本病应仔细检视目内外，特别是胞睑、白睛、大小眦角等处，发现细小蝇蛆应立即用结膜镊将其夹取出来。

【鉴别诊断】

异物入目：主要是指沙尘、金属碎屑等细小异物进入眼内，黏附于白睛、黑睛表层或胞睑内面。

【西医病名】

蜡目相当于西医学的棘阿米巴性角膜炎。

30. 瞳神络病

【概念】

瞳神络病是黑睛及其之后的组织病变的眼病，包括脉络膜、视网膜、视神经疾病，如葡萄膜炎、视网膜动脉阻塞、视网膜静脉阻塞、糖尿病性视网膜病变、年龄相关性黄斑变性、病理性近视、黄斑水肿等。

【出处】

络脉的相关理论首见于《黄帝内经》，其曰："经脉为里，支而横者为络，络之别为孙。"广义络脉包括经脉之络与络脉之络。经脉之络是经脉支横旁出的分支部分，络脉之络为经络的细小分支，支横别出，逐级细化，遍布全身，互相连缀形成网状结构。狭义络脉，仅指经络的络脉部分。络病学说形成于先秦时代，《黄帝内经》首先提出了络脉的生理功能。东汉时期，《伤寒杂病论》的"经络受邪，血脉相传"，指出络病由表入里、虚实相传的传变特点，并且创建"六经辨证"，奠定了络证的纲领和络病临床证治基础，同时设立络病专篇，提出治络病专方旋覆花汤、大黄䗪虫丸等。或许因年代久远，医书多散失，宋金元时期络病学说少有论及，仅见《太平惠民和剂局方》中用于治疗"诸般风邪湿毒之气，留滞经络"之活络丹等。络病学说到明清时期得到进一步发展，《临证指南医案》《医门法律》等提出"久病入络""久痛入络"，使络病学说成为中医重要的病机理论，同时系统提出通络、补络的治法用药，并进一步指出孙络之间相互络合、气血交换对人的生理病理有重要的意义。在近代，络病学说得以兴盛，吴以岭院士的著作《脉络论》中提出"脉络 - 血管系统的承制调平""三维立体网络系统"，正式建立了络脉理论应用于全身疾病系统的络病理论。总而言之，络病学说是伴随着经络学说而发展起来的，是对"久病、久痛入络"学术思想的进一步阐发。

目络即目中之络。"诸脉者皆属于目……其血气皆上注于面而走空窍，其精阳气上走于目而为睛""眼通五脏，气贯五轮"等理论提出目络为脏腑之络的分支，也是目中气血运行的通路。《审视瑶函》云："目形类丸……内有大络者五，乃心肝脾肺肾，各主一络，中络者六，膀胱大小肠三焦胆包络，各主一络，外有旁枝细络，莫知其数，皆悬贯与脑，下达脏腑，通乎血气往来以滋于目。"书中系统划分了目内之络，认为目中之络分为大络、中络和细络，大络为五脏之络，贯通营卫，环流经气，五脏化生的精血、清轻之气经由此类络脉运至目；中络为六腑之络，津血互换，降浊，下输代谢废物，与大络相配，使气血升降有序，共同推动精气血津液的运行；细络即目中紧密联系、相互交通的毛细血管网，按功能又将其细分为目中气络与目中血络。"气为血之帅"，脏腑之营气与络中之经气在此交汇，共同推动目内血液循环，升降有序才能发挥目之精明；"血为气之母"，脏腑之精血通过目中血络滋养络体，渗灌气血，输布精血营养组织。目中气络、血络相互协同，共同构成"目内经气环流系统""目的血循环系统""目－全身环流系统"，维持目与全身的稳态。

【病因病机】

目络有常有变，常为通，变则病，病则病络生，病络生则发为络病。瞳神络病既可因脏腑气血紊乱所致，也可因目内络脉本身损伤所致，前者为"久病入络"，后者为络脉自病。外感六淫、跌仆损伤、七情内伤、饥饱劳损等因素导致脏腑功能失调，影响精气血津液的生成，目络失荣，影响目内组织则为病；气滞、血瘀、湿痰、肝火、湿热、虚火、阴寒、毒浊等邪（内邪）阻滞目络，目络不通则为病；邪阻日久化生内毒又成为新的致病因素，不仅影响目络功能，更直接损害络体本身，产生病络、败络而发病。具体而言，病络指目络某种具体的非正常状态（如视网膜血管迂曲扩张、变细、闭塞、白线状，伴水肿、出血等），是联系病因病机重要的证候要素的动态表达，也是临证干预的依据。败络则有所不同，败络因内邪日久化生内"毒"，"毒"浊目络所致，目内环境失衡，生化制克平衡被打破，使络道亢进，异生血络（如新生血管），是邪阻的恶性转化，使疾病痼结难解，也是目前疑难瞳神疾病治疗的难点和突破点。

脏腑内伤，由气累血，因虚致瘀，痰瘀互结留恋络中，最终导致目络不通、目络失荣，这是瞳神络病产生的基础，笔者结合临床表现，将其病机特点总结为四种，分别为虚、实、寒、热，具体如下。

①虚：指各种原因导致的络中气血亏虚无以养络，或津液亏虚无以润络。络脉具有渗灌气血、互化津血、环流经气等功能，而络中气血的充实是完成这些功能的重要条件之一。气不足则无力推动血行，血不足，则目络空虚失于滋养，津液不足则血行不畅，从而导致血气阻滞，痰瘀互结，阻于络中，因虚致实而成络病。"最虚之处，便是容邪之处"，最终虚实夹杂，可见眼底血管硬化、变细，白线状、闭塞等。②实：指邪阻目络，毒伤目络。络脉是气血津液输布环流的枢纽和通路，气机通畅是维持其正常功能的前提，若邪犯目络，络中气机瘀滞，血行不畅，或津凝痰结阻碍络道，则产生一系列目络阻滞的病理变化。此外，络中邪阻互相影响，互结互病，以致病邪胶结凝固，缠绵难愈，可见视网膜血管迂曲扩张、变细、闭塞、白线状，伴水肿、出血，甚至新生血管。③寒：指阳虚失煦，寒凝目络。脾胃虚寒或元阳不足，阴寒内生，痰浊水饮上泛，致使目络绌急挛缩或络道痹阻。"经络痞涩，水气停滞"，病程日久，水、气、痰、瘀互结络道内外，以致虚中夹实，胶结缠绵，可见视网膜渗出、水肿、血管僵直等。④热：指实火蕴结目络或虚火灼伤目络，病邪郁久化热入目络，或内热邪盛，郁蒸腐化而成热毒，变生诸症。邪毒久郁，深伏于大络、细络内外，则病顽缠绵难愈，可见眼底血管极度充盈、迂曲、怒张呈红紫色、大片出血、渗出、水肿、角膜后沉着物（KP）、前房浮游物等。

【鉴别诊断】

白睛疾病：多为外障眼病，大多起病急、发展快，主要临床表现为自觉眼痒目痛，生眵流泪，检查可见白睛红赤，睑内面红赤，粟粒丛生等。

【西医病名】

瞳神络病归属的西医学眼病范畴较广，类似于西医学的葡萄膜炎、视网膜动脉阻塞、视网膜静脉阻塞、糖尿病性视网膜病变、年龄相关性黄斑变性、病理性近视、黄斑水肿等。

31. 鸡冠蚬肉

【概念】

鸡冠蚬肉是胞睑内生扁平肉状物，形如鸡冠或似蚬肉的眼病。

【出处】

本病名见于《秘传眼科龙木论》，《龙树菩萨眼论》也有相关论述，其曰："眼睑皮里生赤肉，状如蝇许大，或如鸡冠，生此是血脉来凝结所致，兼热毒风作之，眼仍见物，重者都覆黑珠遍障。"本病又称"眼胞菌毒"（《外科正宗》）。

【病因病机】

鸡冠蚬肉多因嗜食燥腻肥甘，辛辣厚味，或饮酒过度，脾胃积热，上犯胞睑，致气血瘀滞，蕴结不散而成；或因脏腑内蕴热毒，随血气而上，积于胞睑肉腠所致。本病症见胞睑内或眦间长出扁平之肉块，色赤或紫红，形若鸡冠，或如蚬肉，亦有如菌状者，头大蒂小，初生时形小，掩于胞睑内，之后逐渐长大，垂出于胞睑外，目闭亦不收，甚者掩盖眼珠，睑翻流泪，视亦昏朦。若因脏腑内热毒所致，则肉块开始较软，以后迅速长大而变硬，甚至坚硬如石，痛楚异常，属险候。本病以手术治疗为主，手术时需从鸡冠蚬肉之根部切下，随后可翠云锭

（《外科正宗》）磨浓汁涂之，内服疏风清脾、凉血散瘀之剂，如凉膈清脾饮（《外科正宗》）。还需嘱患者忌海腥煎炒等积热助火之物，以防复生。术中注意沿根割净，同时切勿误伤大眦内的正常红肉，如有出血急，可用烙法止血。若因脏腑内热毒所致，肉块生长较快，质地变硬者，则忌用针刺剔洗之法，手术治疗亦视其病情而定。

【西医病名】

鸡冠蚬肉相当于西医学的睑结膜浆细胞瘤、睑板腺癌、眦部皮肤结膜基底细胞癌。

第五章　西医眼科学对应补充病名

笔者在查阅文献和最新报道后发现，一些疾病具有人种差异和地域性差异，有的在国内较为少见，因此对部分病名进行了汇总整理，内容详尽而简洁，以求速查、易用、与时俱进。

1. 眼睑血管瘤

【概念】

眼睑血管瘤是一种血管组织的先天性发育异常，为常见的良性肿瘤之一。眼睑血管瘤分为毛细血管瘤、海绵状血管瘤、脑三叉神经血管瘤综合征、鲜红斑痣（火焰痣）。

【诊断】

（1）毛细血管瘤：多于患者出生时出现。典型的病变为紫红色的轻微隆起，质软，表面有小凹陷。单纯发生于眼睑者，多在1岁后停止生长，以后逐渐消退。病变累及眶内者，自发消退者少见。退行期病变颜色变浅，表面皮肤发皱。超声检查显示病变形状不规则，边界不清楚，内回声多少不等，强弱不一，具有可压缩性。病变内部有弥漫分布的红蓝血流，呈快速流动的动脉频谱。CT显示眼睑肿大，呈高密度块影，形状不规则，边界不清楚。MRI检查病变为异常信号，边界甚为清楚。组织学上，病变由毛细血管小叶混杂疏松纤维性间隔组成。早期不成熟病变显示肥大内皮细胞。退行期为纤维化，纤维隔增厚，毛细血管腔最后完全闭塞。

（2）海绵状血管瘤：较毛细血管瘤少见，多于患者出生后不久出现。病变区为暗红色或青紫色的隆起性皮下结节状肿块，由血窦组成，质软，易于压缩，形状不规则，大小不等，哭泣时增大。患者无自觉症状，病变生长较快，但多数在5岁左右由于瘤内血栓或炎性纤维化而萎缩消退。

（3）脑三叉神经血管瘤综合征：眼部表现可见眼睑火焰痣，结膜和巩膜有血管瘤，虹膜颜色变暗，青光眼（可能是房角结构异常和上巩膜压力增加所致），也可伴有脉络膜血管瘤。皮肤表现可见沿三叉神经支配区有火焰痣或葡萄酒样色斑。全身表现（因颅内血管瘤所致）可见癫痫发作、对侧半身麻痹、智力低下，X线颅内可能看到特殊的线状钙化斑。

（4）鲜红斑痣（火焰痣）：多于患者出生时或出生后发生，为淡红色或暗红色斑片，边缘不整，境界清楚，压之褪色，有时其表面有小结节状增生。随年龄增长而扩大，但成年期可停止生长。无自觉症状，有的在两岁前可自行消退。

【鉴别诊断】

皮下毛细血管瘤有时需要与脑膜膨出鉴别，眶内毛细血管瘤在临床上与横纹肌肉瘤不易区别，往往需要影像技术帮助。

（1）眶前部脑膜膨出：是由于颅前凹底部的筛板闭合不全引起的，脑膜及其包绕的脑脊液，经筛板和筛骨纸板骨孔膨出至眶缘的内上方，临床表现见该处向前隆起，色略显紫红，可扪及软性肿物，患儿哭时胀大，颇似毛细血管瘤，但发展较慢，无消退倾向，常有搏动，X线检查和CT扫描均可见骨缺失，超声波显示为囊性肿物，彩色多普勒超声检查内部缺乏血流。

（2）横纹肌肉瘤：较毛细血管瘤发展快，且持续增长，早期表现为水肿、眼球突出、视力减退及眼球运动障碍，眶缘扪及硬性肿物，且不可压缩，患儿哭闹时肿物不增大，超声探查虽然也显示弱回声，但很少可压缩，彩色多普勒超声检查内部虽有较丰富血流，但不呈弥漫状，CT扫描可发现为实体性肿物，可有骨破坏。

（3）眶区绿色瘤：为白细胞浸润引起的肿块，末梢血内发现幼稚细胞，骨髓穿刺检查可以确定诊断，对于鉴别诊断困难者，特别是位于眶内者，细针穿刺活检往往是必要的，毛细血管瘤为分化良好的内皮细胞，而横纹肌肉瘤可见异型性细胞。

（4）转移性神经母细胞瘤：也是儿童时期发生的肿瘤，影像显示为实体性肿瘤，大范围骨破坏，肾上腺髓质内可见肿物。

【并发症】

感染、面部畸形等。

【中医病名】

眼睑血管瘤相当于中医眼科学的血瘤。

2. 眼睑黄色瘤

【概念】

眼睑黄色瘤是脂质代谢障碍性疾病，多见于中年人，尤以中年女性多见，特别是有肝或胆道阻塞的患者。黄色瘤是脂质代谢障碍的皮肤病，发于眼睑部位则称眼睑黄色瘤。

【诊断】

眼睑黄色瘤的特征为上眼睑内眦处发生橘黄色针头大或豆大丘疹，边缘明显，略高出皮面，触之柔软，有时波及下眼睑，融合后形成黄色圈。有少数患者还同时伴有手掌、指缝、臀沟、肘部和腘窝部的黄色瘤出现。

本病的发病原因尚不十分清楚。患者血脂（胆固醇、胆固醇酯、三酰甘油、磷脂及游离脂肪酸）正常或增高。有的人有家族病史或有动脉粥样硬化、糖尿病、肝胆疾病等病史。此病病因复杂，近代医学研究发现本病可能因血液中胆固醇长期增高，过盛之胆固醇在血运丰富质地柔软的眼睑皮肤沉积所致，与遗传有关。本病初期在上下睑近内眦皮肤部长出一个或多个米粒大小之圆形或椭圆形扁平隆起、质地柔软的黄色状物，边界清晰。随年龄逐渐增大，大者占据大半部眼睑皮肤，两眼睑皮肤常同时或先后发病，呈对称型，影响美观。

【鉴别诊断】

（1）眼睑血管瘤：血管组织先天性发育异常。最常见的眼睑血管瘤是毛细血管瘤，它由增生的毛细血管和内皮细胞组成，出生时或生后不久发生，迅速生长，至7岁时常自行退缩。如果部位表浅，呈鲜红色，则称为"草莓痣"，如果部位较深，则呈蓝色或紫色。深层的血管瘤可能累及眼眶，导致眼眶扩大。患眼可因血管瘤的压迫产生散光，导致屈光参差、弱视或斜视，应给予治疗。因毛细血管瘤有自行退缩的趋向，可观察一段时间，一般到5岁后治疗。但若因肿瘤使眼睑不能睁开，遮挡瞳孔，则不能等待，以免造成弱视。首选治疗方法是向血管瘤内注射长效糖皮质激素，注意不要将药液注入全身血循环。如果治疗无效，可改用冷冻或部分手术切除。

（2）眼睑色素痣：眼睑先天性扁平或隆起的病变，境界清楚，由痣细胞构成。可在幼年即有色素，或直到青春期或成人时才有色素。组织学上可分为交界痣、皮内痣、复合痣、蓝痣、先天性眼皮肤黑色素细胞增多症（太田痣）。眼睑色素痣如无迅速增大变黑及破溃出血等恶变迹象时，可不必治疗。如为美容而需切除时，必须完整而彻底，否则残留的痣细胞可能受手术刺激而恶变。

【并发症】

可能出现眼睑外翻、色素沉着异常、肉芽肿形成等。

【中医病名】

眼睑黄色瘤相当于中医眼科学的肉瘤。

3.眼睑色素痣

【概念】

眼睑色素痣是眼睑先天性扁平或隆起的病变,境界清楚,由痣细胞构成。一般出生时即有,少数发在青春期。初期生长较快,以后生长较慢,有的自行萎缩,到成年可逐渐静止。

【诊断】

有眼睑肿物,边缘清晰,患处色素沉着,睑缘多发。眼睑色素痣在组织学上可分为交界痣、皮内痣、复合痣、蓝痣、先天性眼皮肤黑色素细胞增多症。

(1)交界痣:一般是平的,呈一致性棕色,痣细胞位于表皮和真皮交界处,有低度恶变趋势。

(2)皮内痣:最常见,一般是隆起的,有时为乳头瘤状。色素很少,如有则为棕色、黑色。痣细胞完全在真皮内,可能无恶性趋势。

(3)复合痣:常为棕色,由交界痣、皮内痣成分结合在一起,有低度恶性趋势。

(4)蓝痣:一般为扁平,几乎出生时就有色素,呈蓝色或石板灰色。无恶性趋势。

(5)先天性眼皮肤黑色素细胞增多症:又称太田痣,是围绕眼眶、眼睑和眉部皮肤的一种蓝痣。本病女性多见,一般无恶性趋势。

【鉴别诊断】

(1)眼睑血管瘤:血管组织先天性发育异常。最常见的眼睑血管瘤是毛细血管瘤,它由增生的毛细血管和内皮细胞组成,出生时或生后不久发生,迅速生长,至7岁时常自行退缩。如果部位表浅，呈鲜红色，则称为"草莓痣"，如果部位较深，则呈蓝色或紫色。深层的血管瘤可能累及眼眶，导致眼眶扩大。患眼可因血管瘤的压迫产生散光，导致屈光参差、弱视或斜视，应给予治疗。因毛细血管瘤有自行退缩的趋向，可观察一段时间，一般到 5 岁后治疗。但若因肿瘤使眼睑不能睁开，遮挡瞳孔，则不能等待，以免造成弱视。首选治疗方法，是向血管瘤内注射长效糖皮质激素，注意不要将药液注入全身血循环。如果治疗无效，可改用冷冻或部分手术切除。

（2）黄色瘤：常见于老年人，可发生于遗传性血脂过高、糖尿病和其他继发性血脂过高的患者，但多数患者的血脂正常。病变位于上睑近内眦角皮肤，有时下睑也有，常为双侧，呈柔软的扁平黄色斑，稍隆起，与周围正常皮肤的境界清楚。黄色瘤实际上并非肿瘤，而是类脂样物质在皮肤组织中的沉积。除非为美容可手术切除，否则不必治疗，切除后有复发的可能。

【并发症】

局部的色素沉着或瘢痕形成，术后可能会并发眼睑的短缩、外翻。

【中医病名】

眼睑色素痣相当于中医眼科学的痣。

4. 泪腺良性混合瘤

【概念】

泪腺良性混合瘤是最常见的泪腺上皮性肿瘤，是由上皮和间质成分构成的良性肿瘤。本病成年好发，多单眼发病。

【诊断】

缓慢病程结合上述典型体征有助诊断。超声检查见肿瘤内回声丰富，分布均匀，边界清晰，不可压缩。CT 扫描肿瘤呈圆形、类圆形或椭圆形，边界清，光滑，位于泪腺窝，呈软组织密度，均质。泪腺窝骨质因长期压迫可吸收变薄，甚至骨缺失。MRI 检查 T_1WI 呈中信号，T_2WI 呈中高信号，明显强化。肿瘤内有骨化生或液化腔者，可显示点片状不强化区。

【鉴别诊断】

（1）泪腺炎性假瘤：好双眼发病，眼睑充血水肿，激素类药物治疗有效但易复发。超声检查可发现泪腺肿大，如泪腺小叶结构仍存在，内部回声呈花瓣状。CT 扫描泪腺肿大呈扁平状或杏仁状，可向前或眶尖延长。

（2）泪腺淋巴增生性病变：常见于老年人，可双侧发生，病史较炎性假瘤短。超声检查病变内回声较低。CT 扫描显示病变形状与炎性假瘤相似，但体积较大。

（3）皮样囊肿：眶外上方和泪腺窝也是皮样囊肿的好发部位，CT 扫描有鉴别意义，囊肿呈低密度或伴负值区，可向颞窝或颅内蔓延。

【并发症】

并发癌变。

【中医病名】

泪腺良性混合瘤相当于中医眼科学的肉瘤。

5. 青光眼睫状体炎综合征

【概念】

青光眼睫状体炎综合征（简称青睫综合征）是一种反复发作的单眼青光眼合并睫状体炎。本病发病多为单侧，特点是反复发作、视力轻度减退、眼压中等升高、房角开放、有少量灰白色 KP。本病多发生在 20 ~ 50 岁，50 岁以上少见，60 岁以上更罕见。发病原因尚不十分清楚，有人认为可能与过敏、病灶感染、下丘脑障碍、自主神经功能紊乱、睫状血管神经系统反应异常和房角发育异常有关。近年来发现本病发作期房水中前列腺素（PG）的浓度（特别是 PGE）明显增加。

【诊断】

①眼压升高与症状不成比例，患者往往有显著的眼压升高，但通常无症状或仅有轻微的症状。②眼压升高与体征不成比例，尽管患者的眼压升高是突然的，眼压升高的程度足可以引起严重的眼组织损害，但患者一般并无急性闭角型青光眼的眼部体征，如睫状充血、角膜水肿、视神经损害、视野缺损等。③眼压升高与虹膜睫状体炎的严重程度不成比例，虹膜睫状体炎可因渗出物、细胞堵塞房角、虹膜后粘连等机制引起眼压升高。但此病的虹膜睫状体炎轻微，不引起虹膜后粘连，眼压升高却特别显著，并且眼压升高可出现于炎症体征出现之前。④单眼受累，虽然此病可累及双眼，但患者典型表现为单眼受累。⑤特征性的 KP，此种 KP 典型表现为数量少、分布特殊、消退慢。⑥反复发作。⑦眼压升高时房角是开放的。⑧活体超声生物显微镜检查可发现睫状体肿胀和渗出。

【鉴别诊断】

青光眼睫状体炎综合征易被误诊为其他疾病，应主要与急性闭角型青光眼、Fuchs 综合征和急性虹膜睫状体炎等相鉴别。

（1）急性闭角型青光眼：表现为眼压突然升高，患者有眼红、眼痛、头痛、视力下降、虹视、恶心、呕吐等明显症状，检查发现有睫状充血、角膜水肿、瞳孔轻度散大，呈竖椭圆形，前房浅，房角窄或关闭，不出现 KP。

（2）Fuchs 综合征：典型表现也为单侧受累，不出现虹膜后粘连，易引起并发性白内障、眼压升高，但起病多隐匿或缓慢，眼压升高多为轻度至中度升高。其 KP 往往是星形，呈弥漫性分布、瞳孔区分布或下方三角形分布，虹膜有不同程度的脱色素，易出现 Koeppe 结节，也可出现轻度玻璃体混浊。

（3）特发性前葡萄膜炎：分为急性和慢性两种类型，前者多起病突然，有明显的眼红、眼痛、畏光、流泪等症状，KP呈尘状，分布于角膜下方，有明显的前房闪辉和大量的前房炎症细胞，可出现虹膜后粘连，眼压一般不高或轻微下降，偶尔可出现眼压升高。青光眼睫状体炎综合征起病缓慢，KP为尘状或羊脂状，位于下方角膜，前房闪辉和前房炎症细胞通常较为明显，易发生虹膜后粘连、虹膜周边前粘连、并发性白内障，眼压升高主要与房角炎症或闭塞、虹膜后粘连有关。

【并发症】

原发性开角型青光眼、色素性青光眼等。

【中医病名】

青光眼睫状体炎综合征相当于中医眼科学的青风内障、瞳神紧小。

6. 脉络膜血管瘤

【概念】

脉络膜血管瘤属于良性血管性错构瘤性病变，大多数为海绵状血管瘤，毛细血管型血管瘤极为罕见。临床病理上，脉络膜血管瘤分为孤立性和弥漫性两类：孤立性脉络膜血管瘤多发生于后极部，界限清楚；弥漫性脉络膜血管瘤无明显界限，往往从锯齿缘部伸延到后极部，且通常伴发脑、颜面血管瘤病（Sturge-Weber综合征）。

【诊断】

（1）弥漫性脉络膜血管瘤病：因常有颜面部血管瘤和患侧眼球结膜及巩膜表层血管扩张，多较早进行眼科检查，发现眼底改变多在10岁以前。颜面部及皮肤血管瘤多沿一侧三叉神经分布，少数患者双侧分布，部分患者同时有软脑膜多发血管瘤，约有50%颜面部及皮肤血管瘤患者伴弥漫性脉络膜血管

（Sturge-Weber 综合征）。少数患者因血管瘤较小，常规眼底检查难以发现。典型患者瞳孔区呈现明亮的橘黄色反光，眼底后极部表现为广泛扁平无边界的番茄色增厚，与之对应的视网膜因变性和含脂褐质的巨噬细胞或色素上皮细胞侵入，呈污秽状，类似视网膜色素变性。广泛低平的渗出性视网膜脱离，视网膜血管多扩张扭曲。若伴发青光眼尚可见扩大比例的视盘杯。病变后期引起并发性白内障、虹膜红变、青光眼等。

（2）孤立型脉络膜血管瘤病：不伴有面部、眼部或全身其他病变，多发生于青壮年。视力下降或视物变形为常见就诊原因，病程长者可有中心暗点、扇形缺损，甚至半侧视野缺损，瘤体多位于后极部，大多占位于赤道后，多数病例距黄斑区 3mm 以内，少数病例部分或完全位于黄斑下。肿块大小 3～18mm，平均 7mm；隆起 1～7mm，平均 3mm。肿瘤呈橘红色隆起，边界清楚，瘤体表面的色素上皮或增生呈色素沉着，或化生呈黄白色纤维组织。肿瘤对应处视网膜改变多样化，或轻度水肿。若位于黄斑区可误诊为中心性浆液性脉络膜视网膜病变，或囊样变性。囊样变性相互融合成视网膜劈裂。早期渗出性视网膜脱离多局限于肿瘤附近，后期视网膜广泛脱离，坐位检查眼底可见下方视网膜明显隆起，甚至达晶状体后，邻近视盘的肿瘤能引起视神经缺血性改变，进而出现相应视野缺损，如半侧视野缺失。自然病程中肿瘤增大缓慢，但视网膜病变逐步加重。

组织病理表现见脉络膜血管瘤由大小不同的血管组成，血管壁为一层内皮细胞，管腔大小不一，血管壁之间有纤维组织形成的间隙。脉络膜血管瘤的血管形态可分为 3 型。①毛细血管型。由毛细血管组成，只由一层内皮细胞构成的管腔组成，内皮细胞形态正常，无增生现象，管壁无基底膜及平滑肌组织，管壁之内为疏松水肿的间质组织，主要为色素细胞及纤维细胞，但不如海绵状血管瘤排列密集。细胞未见明显异常及增生。②海绵状血管组织。由大小不同的管腔组成，但以较大血管腔为主，其中有些小管腔，血管壁薄，只由一层内皮细胞组成，也未见基底膜及平滑肌组织，内皮细胞形态正常，未发现增生现象，管壁之间为极薄的间质组织，其成分主要为被挤压成板层状的脉络膜基质，表现为色素细胞排列极为密集，但色素细胞未见增生，多见于孤立血管瘤。③混合型。由毛细血管型及海绵状血管型两类血管组成，多见于弥漫性脉络膜血管瘤。血管瘤内部充满血液，主要为红细胞，偶见多形核白细胞及嗜酸性粒细胞，有的管腔内血液较少，可能与肿瘤受到挤压有关。在弥漫性血管瘤表现的脉络膜厚度为正常的4～5倍，与邻近的脉络膜无明显界限，但孤立型血管瘤与周围的脉络膜组织之间有压缩的脉络膜，黑色素细胞和脉络膜板层形成的明显界限。由于血管瘤的影响，可发生各种改变，在肿瘤表面的视网膜组织发生不同程度的病理改变。首先表现为血管瘤表面及其附近视网膜组织有一定范围的脱离，脱离的视网膜下有大量纤维素性渗出。视网膜组织也发生不同程度的变性。轻者表现为外层视网膜有明显囊样变性，囊内充满蛋白性渗出，致使视网膜增厚。神经节细胞层有不同程度的萎缩，节细胞减少，内外板层也有不同程度萎缩。最严重者视网膜各层正常组织结构完全消失，全部被胶质组织及结缔组织代替，视网膜色素上皮（RPE）也可表现为增生或萎缩，RPE下有玻璃膜疣形成。有骨化组织存在的部位，玻璃膜常被破坏。

依临床表现，以及检眼镜、前置镜和三面镜检查结果多能明确诊断。有价值的辅助检查如下。①超声检查能提示有占位病变，A超对该病诊断更有参考价值，开始的高尖波峰提示肿瘤表面有较致密的纤维组织，甚至骨化成分，而后相对规律的波峰间隔提示肿瘤内部结构的窦腔特征。②FFA早期不规则，可见线条粗细不均的瘤体脉络膜血管形态强荧光。动静脉期荧光迅速渗漏，融合扩大并继续增加荧光或荧光亮点，持续至晚期不退。③吲哚菁绿血管造影是对脉络膜血管瘤最具诊断价值的检查，可以清晰看到肿瘤的供应血管为睫状后短动脉，整个瘤体早期即可呈强荧光，瘤体内血管清晰可见，肿瘤远端脉络膜局限性缺血，以及后期特征性的染料自瘤体内快速清除。④其他如CT、MRI（磁共振成像）、透照试验等也可作为辅助检查手段。

【鉴别诊断】

脉络膜黑色素瘤：由于B超、间接检眼镜及荧光血管造影等检查技术的应用，大部分脉络膜血管瘤得以正确诊断。但临床上仍有极少数病例由于继发性视网膜广泛脱离、新生血管性青光眼、眼痛等症状被误诊为脉络膜黑色素瘤而导致眼球摘除。弥漫性脉络膜血管瘤因常伴发颜面部血管瘤或中枢神经系统血管瘤，故其临床鉴别比较容易。

【并发症】

视网膜脱离，视网膜囊样变性和继发性青光眼。

【中医病名】

脉络膜血管瘤相当于中医眼科学的血瘤。

7. 脉络膜骨瘤

【概念】

脉络膜骨瘤是一种发生于脉络膜组织的良性肿瘤，主要由成熟骨组织构成。该病多见于20～30岁女性，因肿瘤生长及视力变化缓慢，所以临床就诊年龄明显晚于肿瘤发生年龄。单眼发病多见，双眼发病仅占28%，在双眼病例中呈现遗传倾向。脉络膜骨瘤具体病因不明，可能与外伤、炎症的异位骨化有关，也可能与长期服用某些药物，引起钙骨沉着有关。

【诊断】

脉络膜骨瘤患者早期多无明显症状。中晚期患者可以表现为视力下降、视物变形和视野缺损等。慢性视力障碍多为肿瘤表面的视网膜变性所致，而急性视力下降多由黄斑区的脉络膜新生血管产生导致。外眼及眼前段正常。脉络膜骨瘤一般为扁平状，其高度为 0.5～2.5mm，体积可为 2～22mm，肿瘤多位于视盘附近，常累及眼底后极部，呈黄白色，可见色素沉着，肿物边缘不规则，似伪足向四周伸出，可形成视网膜下新生血管膜，伴有出血或渗出性视网膜脱离。

FFA 见早期病变处呈斑片状强荧光，晚期为弥漫性荧光染色。A 型超声波检查可见肿瘤的高回声峰；B 型超声波检查可见肿瘤呈强反射波，降低增益后，眼内其他组织回声消失，但肿瘤回声仍然存在。CT 扫描检查见脉络膜骨瘤呈现与眶骨一致的高密度影像，具有定性价值。病理学检查见肿瘤由分化成熟的骨小梁结构和少量血管组成，其间可见一些骨细胞、骨母细胞及破骨细胞等。骨小梁之间含有疏松结缔组织、肥大细胞和泡沫状间充质细胞，瘤体表面的脉络膜毛细血管层可继发性变窄或管腔闭塞。有些区域 RPE 细胞变得扁平，黑色素颗粒消失或变性。靠近肿瘤顶部的 RPE 细胞时常发生萎缩、破坏，故使其下方的骨性组织暴露，检眼镜下呈黄白色。

【鉴别诊断】

（1）眼内骨化：常发生在由外伤、炎症或先天性发育异常等原因所致的长期萎缩眼内，CT 和超声波检查可见与脉络膜骨瘤相似的眼内骨质影像，但眼内骨化常因并发性白内障或其他的眼前段异常而无法查见眼底。影像学检查可见眼轴短于正常眼，视力丧失及病史等有助于鉴别诊断。组织病理学检查在化生的骨质中，多无血管成分，也无脉络膜骨瘤中所见到的成骨细胞和破骨细胞，仅有少量的类似骨细胞样的细胞，其细胞核小且浓缩，表明该骨质本身无增长能力。

（2）脉络膜血管瘤：脉络膜转移癌、眼内淋巴瘤和无色素的脉络膜恶性黑色素瘤，形态皆非地图状，表面光滑无丘陵状起伏，可伴有浆液性视网膜脱离。CT 检查无钙化斑出现，可资鉴别。

（3）球壁异物：常有外伤史，CT 及超声波检查异物性病变较为局限，如能看清眼底，根据临床体征可明确诊断。

【并发症】

继发性视网膜变性、视网膜下新生血管膜、视网膜脱离等。

【中医病名】

脉络膜骨瘤相当于中医眼科学的骨瘤。

8. 中毒性弱视

【概念】

中毒性弱视（toxic amblyopia）是外来药物或毒素使视神经纤维受累而引起的视机能障碍，又称中毒性视神经病变（toxic optic neuropathy）。本病的病因是摄入或接触对视神经有毒的药物，常见的有烟草、酒精等制品；铅、有机磷、砷化物、铊、汞等金属；甲醇、乙二醇、二硫化碳、硫化氢、甲苯等有机溶剂；一氧化碳、氰化物等有毒气体；乙胺丁醇、链霉素、异烟肼等抗结核药；磺胺、氯霉素、利福平、奎宁、甲硝唑、呋喃唑酮等抗微生物药；环孢素、α–干扰素等免疫调节剂；长春新碱、5–氟尿嘧啶、顺铂、卡铂等抗肿瘤药物。

【诊断】

中毒性弱视中，病变累及视盘黄斑束者称中心暗点型，引起此型毒物主要为烟草、甲醇、乙醇等，其他尚可见铅、乙胺丁醇等；累及视网膜神经节细胞和视神经纤维者称周边视野缩小型，常见奎宁中毒。亦有混合型。

其中，乙胺丁醇中毒性视神经病变以球后视神经炎最多见，一般分两型。①视神经轴性损害型：视神经中央纤维受损，表现为中心视力下降，有中心暗点，色觉异常。②视神经周围损害型：视神经周围纤维受损害，表现为视力正常，色觉正常，视野周边缩小或象限性视野缺损。

尽管早期可能一眼先受累，然后另一眼再出现症状，但双眼受累是中毒性视神经病变的基本特点。

甲醇中毒者表现为急剧视力下降；烟酒中毒性视神经病变除急性中毒外，多发病缓慢，表现为双眼视力逐渐减退；乙胺丁醇中毒性视神经损害通常为迟发性，所有患者视力均为双眼同时下降，且病程隐匿。服用乙胺丁醇治疗开始与毒性反应发作之间的平均间隔是 3 ～ 5 个月，也有治疗开始后 12 个月才出现眼部症状的患者。

典型的甲醇中毒可导致全盲或近乎全盲，其他中毒性视神经病变的视力低于 20/400 并不常见。

急性烟酒中毒性视神经病变可见视盘充血，慢性中毒者视盘颞侧色淡，晚期患者视盘可苍白萎缩；甲醇中毒性视神经病变眼底改变可有视盘充血水肿，视盘周围视网膜水肿，视网膜动脉变细，呈痉挛状。凡急性中毒者血管（尤其是动脉）均变细，并呈痉挛状。乙胺丁醇中毒性视神经病变早期眼底表现正常，如不停用乙胺丁醇，视力会进一步下降，并出现视神经萎缩。停药后，视力、色觉和视野可能缓慢改善，但也有视功能损害不恢复者。

【鉴别诊断】

近视：是由于眼调节肌肉睫状肌过度紧张或遗传等原因造成眼轴变长引起的看远不清楚，看近清楚的眼病，戴镜后矫正视力多可恢复正常。中毒性弱视常伴有斜视，高度屈光不正，戴镜视力也无法矫正到正常，两种病有本质的不同。

【并发症】

斜视，高度屈光不正等。

【中医病名】

中毒性弱视相当于中医眼科学的视瞻昏渺。

9. Leber 遗传性视神经病变

【概念】

Leber 遗传性视神经病变（LHON）为视神经退行性变的母系遗传性疾病。男性患者居多，常于 15 ～ 35 岁发病，临床主要表现为双眼同时或先后急性或亚急性无痛性视力减退，同时可伴有中心视野缺失及色觉障碍。视力损害严重程度差异较大，可由完全正常、轻度、中度到重度。

【诊断】

Leber 遗传性视神经病变一般可分为临床前期、急性期、亚急性期及慢性萎缩期。本病为无痛性视神经病变，急性期视力可急剧下降。视力虽有不同程度减退但大多数减退在 0.1 左右，很少有全盲者。视力可以自行恢复，特别是见于儿童期发病，存在线粒体 DNA14484 型突变，通常预后较好。急性期视盘充血，盘周有毛细血管扩张及神经纤维肿胀，视盘可出现视网膜动静脉不同程度迂曲扩张。视野异常以中心暗点和旁中心暗点多见，色觉障碍常为后天获得性，如果病情好转，色觉障碍也随之好转，常以红绿色盲多见。早期视网膜受累，其后继发视神经病变，称视神经网膜病。VEP 检查有助于了解视功能的状况，对隐匿性病例更有特殊诊断价值。

（1）显性遗传性视神经萎缩：较为少见，多发生于10岁以前，4～6岁开始发生双眼中等程度的视力障碍，仅15%的患者视力损害较重，低于0.1以下。外眼及眼前节正常。眼底表现为视盘颞侧轻微苍白，少数视力障碍严重者可伴有眼球震颤。

（2）隐性遗传性视神经萎缩：更为罕见，多在出生后或3～4岁以前发病，因此又称先天性隐性遗传性视神经萎缩。半数以上的患者父母有血缘关系。患者视力多严重损害或完全失明，并有眼球震颤。

LHON家系成员可表现有其他的神经异常，如外周神经病变、头痛、偏头痛、智力障碍、震颤、癫痫、耳聋脊髓后柱受累、小脑性共济失调、运动失调、肌张力障碍、膀胱无力征等，其他尚可见心脏传导障碍，多发生在DNA11778位点突变；DNA3460位点突变者易患预激综合征，在LHON家系中可见有类似多发性硬化的脱髓鞘疾病。

检查包括：①PCR-SSCP分析。有不少改良的方法对病史已明确的LHON进行mtDNA分子遗传学检测，较易获得阳性结果，Mae Ⅲ识别终点的产生提高了诊断精确度，可避免假阳性或假阴性。②脑脊液免疫球蛋白及细胞学检查。③眼底荧光血管造影（FFA）。在急性期视盘呈强荧光，血管高度扩张，视盘黄斑束毛细血管充盈迟缓、充盈缺损等，FFA检查可早期发现有发病可能的患者及携带者，因此可用于遗传咨询。

【鉴别诊断】

球后视神经炎：发生于视神经球后段的炎症病变，以视力下降及视野损害为主要特点，眼底无明显改变，是临床上常见的一种视神经炎类型。球后视神经炎病因包括特发性、感染性及自身免疫性。其治疗方法主要以药物治疗为主，一般早期积极治疗效果良好。

【并发症】

多发展为视神经萎缩，也可见急性球后视神经炎。

【中医病名】

Leber 遗传性视神经病变相当于中医眼科学的青盲。

10. 先天性黑蒙

【概念】

先天性黑蒙（Leber congenital amaurosis，LCA）是发生最早、最严重的遗传性视网膜病变，可见出生时或出生后 1 年内双眼锥杆细胞功能完全丧失，导致婴幼儿先天性盲。LCA 占遗传性视网膜病变的 5% 以上，是导致儿童先天性盲的主要疾病（占 10% ～ 20%），多呈常染色体隐性遗传，临床上以眼球震颤、固视障碍、畏光为特征。眼底检查早期多为正常，随着病变进行性进展，数年后可见眼底椒盐样色素、骨细胞样色素沉着，视网膜血管狭窄，广泛视网膜色素上皮和脉络膜萎缩。视网膜电图表现为 a 波、b 波平坦，甚至消失。可伴有圆锥角膜、远视、发育迟缓和神经系统异常等。有研究发现数种与 LCA 相关的致病基因，主要包括 RPE65、GUCY2D、CRX、RPGRIP1、CRBI、AIPL1 等。

【诊断】

本病一般始于婴幼儿期，2 ～ 10 岁最显著，自幼烦渴、多饮、多尿、食欲亢进。视力呈进行性减退是本病恒定症状，常始于 2 岁，两眼轻度内斜，眼底示双侧原发性视神经萎缩。听力轻度减退亦为本病恒定表现，听力测定示中度神经性耳聋。患儿智力正常。静脉肾盂造影示双侧肾盂输尿管扩张。糖尿病也为常见的内分泌代谢紊乱。常有高尿酸血症及高甘油三脂血症。本病征无多指畸形，或精神发育迟缓、智力低下等改变。

【鉴别诊断】

视网膜色素变性：是一组以进行性感光细胞及色素上皮功能丧失为共同表现的遗传性视网膜变性疾病，以夜盲、进行性视野损害、眼底色素沉着和视网膜电图异常或无波为主要临床特征，也是世界范围内常见的致盲性眼病。视网膜色素变性多为单发性眼病，部分患者可伴有全身性其他部位的异常，以综合征的形式出现。

【并发症】

神经性耳聋、肥胖、糖尿病、尿崩症、肾功能不全、性腺功能低下、高尿酸血症及高甘油三酯血症等。

【中医病名】

先天性黑蒙相当于中医眼科学的视瞻昏渺。

11. 视神经肿瘤

【概念】

视神经肿瘤是发于视神经的肿瘤。原发于视神经的肿瘤较为少见，常见的继发肿瘤包括视神经胶质瘤及视神经脑膜瘤；发生于视盘上的肿瘤主要是视盘血管瘤及视盘黑色素细胞瘤。本病临床表现主要为眼球突出及视力进行性减退，较常见的有视神经胶质瘤和视神经脑膜瘤两种。

【诊断】

（1）视神经胶质瘤：由视神经内部神经胶质细胞异常增殖所致，属于良性或低度恶性肿瘤。瘤细胞以星形细胞为主，尚有少突胶质细胞等，多发生于 10 岁以下儿童，无性别差异。如发生在成年则恶性程度较高，25% ～ 50% 患者伴有多发性神经纤维瘤病，可有家族发病史。

肿瘤起于眶尖者，早期可引起视力障碍和视神经孔圆形扩大，易向颅内蔓延。肿瘤位于眶内者，由于肿瘤逐渐增大，可使眼球向正前方突出，视力障碍和眼球运动障碍多发生于突眼前，因视神经纤维最先被增生的胶质细胞压迫破坏，与其他肌圆锥内肿瘤不同。肿瘤较大者，可见眼底有放射状条纹，亦可引起视网膜缺血性改变，与视神经内视网膜中央血管被压迫有关。位于视神经管附近者，可向眶内和颅内发展呈纹维形，向前至视盘、向后经视神经孔呈哑铃状，肿瘤亦可沿视交叉发展，交叉部胶质瘤可致双眼视力减退或消失，视野缺损。如肿瘤累及视丘下可出现尿崩症，发育障碍等。颅内者有头痛、呕吐、眼球运动障碍，还可见颅内压增高、视盘水肿或萎缩、视野相应性缺损等。

临床根据眼部症状和体征结合影像学检查进行诊断。CT 可显示视神经呈梭形扩大，其内可有低密度的液化腔，视神经管扩大提示肿瘤向颅内蔓延，MRI 更有助于了解病变范围，MRI 检查与脑白质相比，T_1WI 呈等信号，T_2WI 呈高信号，肿瘤较大可沿视神经管进入颅内，累及视交叉及视交叉后脑组织，此时 MRI 显示病变范围优于 CT，增强后肿瘤明显强化，使平扫时等密度的病灶能清晰地辨明其轮廓。B 型超声波探查显示视神经呈梭形肿大，缺乏回声，中等度衰减。

若儿童出现单眼呈进行性视力下降，同时有眼球突出或有斜视，则应考虑本病，如视神经扩大则更支持本病诊断，同时应注意检查全身皮肤有无咖啡样色素斑，以明确是否合并神经纤维瘤病。

（2）视神经脑膜瘤：是起源于视神经外蛛网膜成纤维细胞或硬脑膜内的内皮细胞的一种中胚叶性肿瘤，又名蛛网膜纤维母细胞瘤或硬脑膜内皮细胞瘤，属良性肿瘤。常根据其发生部位不同进行分类，来源于眶内段视神经鞘者称为视神经鞘脑膜瘤，来自蝶骨大翼或颅内者称为蝶骨脑膜瘤或颅内脑膜瘤。一般无包膜，生长缓慢，相对隐蔽，以致延误诊断，恶性者发病迅速，多见于40岁后女性，年龄越小，恶性程度越高。肿瘤发于眶内者发病年龄较小，儿童多见。

肿瘤发于眶内，由于肿瘤逐渐生长，视神经鞘脑膜瘤可致眼球向正前方突出，蝶骨脑膜瘤可致眼球向外下方突出，肿瘤靠近眼球后部生长时可在眶缘触及质地坚硬的肿块，较硬，不光滑，不能移动。临床特点是在未发生眼突前视力可正常，眼突后视力才逐渐减退，以致全盲，有时甚至眼突后很久视力尚可保持良好。肿瘤位于眼眶部，易侵犯肌圆锥内的神经组织，使早期产生眼球运动障碍，从而表现较视神经胶质瘤为重。位于视神经管内的脑膜瘤常首先有视神经孔扩大，向心性视野缩小。起源于颅内者可有头痛、呕吐、颅内压增高等，向前扩展可蔓延至眶部。一般认为眼球突出、视力丧失、慢性水肿性视神经萎缩及视神经睫状静脉可视为视神经鞘脑膜瘤四联征。视神经睫状静脉是视盘周围的正常毛细血管发生扩张，以便来自视网膜静脉的血流绕过筛板处阻塞的视网膜中央静脉到达视盘周围的脉络膜静脉所形成的侧支循环。视盘周围的脉络膜静脉可直接于筛板区与视网膜中央静脉的小分支吻合，这类静脉在视盘边缘处走出，横越视盘表面再向后汇入视网膜中央静脉，有时可形成静脉环。若此征出现于成年女性患者，并伴有单侧眼突、视力丧失及视盘水肿或苍白，则高度提示原发性视神经脑膜瘤的可能，但此征亦可见于视神经胶质瘤、视网膜中央静脉栓塞等。

【鉴别诊断】

（1）视神经炎：可由各种中毒和营养缺乏疾病引起，从病史及相关检查可以进行鉴别。

（2）眼动脉的严重粥样硬化性疾病和栓塞：可引起急性单

眼视力丧失、单眼痛。

（3）颅内肿瘤：特别是蝶鞍区占位性病变，早期可成球后视神经炎。头颅 X 线有助于诊断，头颅 CT 及核磁共振有助于早期发现。

【并发症】

肿瘤严重时会压迫视神经，从而引起视力模糊，甚至出现头痛、呕吐等症状。

【中医病名】

视神经肿瘤相当于中医眼科学的瘤病。

12. 先天性视盘缺损

【概念】

先天性视盘缺损是由于胚裂的闭合异常所引起的视盘的完全缺损或部分缺损，有时可伴有虹膜或脉络膜的缺损。

【诊断】

在检眼镜下可见整个缺损区为一深而大的凹陷，直径为正常视盘的数倍，由视盘进出的血管从缺损的边缘处呈钩状弯曲分布于视网膜上。患者的视力大多不正常，视野检查可见生理盲点扩大。视力低下、立体视功能丧失、视野缺损、对比敏感度下降。

【鉴别诊断】

视盘水肿：视盘由于颅内压增加而隆起。不能用视盘水肿来形容压力性或渗透性视神经病变等其他原因导致的视盘水肿。尽管视盘水肿继发于颅内压增高，但其并不是直接压力导致的视盘隆起，而是神经元和支持细胞在细胞层面上的改变所致。

【并发症】

视网膜脱离。

【中医病名】

先天性视盘缺损相当于中医眼科学的青盲。

13. 先天性视盘小凹

【概念】

先天性视盘小凹为神经外胚叶的发育缺陷所致，一般位于视盘颞下的一灰色小凹陷，呈圆形或多角形，小凹常被灰白纤维胶质膜覆盖。多单眼发病，视力正常，合并黄斑部视网膜脱离时则视力下降。

【诊断】

临床可根据典型眼底表现及 FFA 检查结果对视盘小凹进行诊断。孤立存在可无症状，若发生黄斑区的浆液性视网膜脱离，则可出现直线或物体边缘变形、视物模糊、盲点或视物变小。

主要体征：视盘的神经组织内出现圆形小凹陷，通常为灰色、黄色或黑色，大部分位于视盘颞侧约 1/3 处，也可位于视盘任何部位。视盘周围萎缩，小凹上方有白色或灰色膜，很少有相对性传入性瞳孔障碍，可伴有不同形态的视野缺损。可形成视盘至黄斑的局限性视网膜感觉层或视网膜劈裂，常伴有视网膜下沉积物，常为单眼发病。荧光造影早期小凹处可见弱荧光，晚期其颞侧缘有荧光素渗漏，黄斑脱离处未见渗漏。典型视野缺损呈弓形，束状缺损或中心暗点。

【鉴别诊断】

（1）获得性小凹（假性小凹）：有时见于低眼压性青光眼或原发性开角型青光眼患者。

（2）其他引起黄斑浆液性脱离的原因：如中心性浆液性脉络膜视网膜病变、年龄相关性黄斑变性，以及由于孔源性视网膜脱离或黄斑裂孔导致的黄斑脱离、脉络膜肿瘤、视网膜色素上皮脱离等。本病引起的浆液性视网膜脱离与视盘相通。

【并发症】

黄斑浆液性脱离等。

【中医病名】

先天性视盘小凹相当于中医眼科学的癌症范畴。

14. 牵牛花综合征

【概念】

牵牛花综合征（morningglorysyndrome，MGS）是一种罕见的胚裂闭合不全的先天性视盘发育异常疾病。本病眼底表现酷似一朵盛开的牵牛花，包括大的视盘缺损，合并有视网膜血管异常、视盘周围视网膜色素上皮的改变和胶质增生。

【诊断】

临床可根据典型眼底表现对牵牛花综合征进行诊断。眼底可见视盘有白色中心、漏斗形凹陷，遮挡视网膜血管。其边缘有粗细不等血管爬出，视网膜上的血管走行正常，形似牵牛花。常为单眼发病，一般视力较差，不能矫正。

【鉴别诊断】

（1）视盘缺损：因胚胎时眼泡胚胎闭合不全所致，常伴有脉络膜缺损，仅有视盘缺损者少见，常单眼发病。一般视力差，可有生理盲点扩大，缺损区呈淡青色，边界清楚，有较深的凹陷，但不见巩膜筛板。视网膜管径正常，但进入视盘部位分布变异很多，血管大多从缺损边缘呈屈膝状弯曲。

（2）青光眼视盘凹陷：进行性视盘凹陷扩大，盘沿组织丢失，最常见于下方，可见筛板，局部视盘颜色苍白，碎片或神经纤维层出血跨过视盘边缘，无原因性双侧 C/D 差异大于 0.2 等，常双眼发病。

（3）先天性视盘凹陷：视盘凹陷大，但不到边缘，血管正常。

【并发症】

黄斑病变和其他眼部异常（如玻璃体动脉残余、永存瞳孔残膜、双视盘等）。

【中医病名】

牵牛花综合征相当于中医眼科学的癖症范畴。

15. 眶皮样囊肿

【概念】

眶皮样囊肿是胚胎时期表皮外胚层未能完全发育至体表，陷于中胚叶中形成的囊肿，是一种较为常见的眼科疾病。眼眶皮样囊肿虽起源于胚胎时期，除位于眶缘的囊肿在幼儿期可发现肿物外，由于病情发展缓慢甚至有静止期，位于眶缘之后的囊肿（尤其是眶深部皮样囊肿）往往至青少年时期才出现症状，也可见老年发病者。

【诊断】

根据典型临床表现，眶缘浅表的皮样囊肿可以做出诊断，而眶深部的囊肿可以根据典型的影像学检查而做出诊断。眼眶皮样或表皮样囊肿主要发生于中青年，儿童也可发生。临床表现为渐进性单侧眼球突出，病变主要位于眼眶外上方或外侧。CT显示病变内有负值区和骨吸收或破坏；但有部分囊肿内容物为均质高密度，并无负值区时诊断较困难。CT检查见眼眶皮样囊肿常呈椭圆形或圆形的囊性外观，可以对周围骨质产生压迫，导致局部骨质改变，如长期压迫骨骼可形成凹陷。X线检查见较大的眼眶皮样囊肿在标准克氏位（20°后前位）和瓦氏位（45°后前位）显示。眶缘肿物位于骨骼表面，X线可见圆形低密度区。眶深部皮样囊肿多位于骨膜之外，压迫骨壁形成骨凹陷或孔洞；另一方面X线可显示在低密度区周围有一硬化环，多位于眼眶外上象限，这是皮样囊肿比较典型的X线图像。超声波检查回声表现有所不同。A 型超声显示，部分病例在眼球壁高波峰后有一个无回声平段，即囊内液，表示病变内无回声界面，但多数囊肿内有高低不等的波峰。病理示皮样囊肿有完整囊壁，囊壁内衬复层鳞状上皮，其外绕以纤维结缔组织，囊壁中除表皮外，尚含有真皮层、不等量的皮下组织和皮肤附件。

【鉴别诊断】

畸胎瘤：眶皮样囊肿仅含有外胚叶组织。若囊壁含有 2 个或 3 个胚叶组织，则为畸胎瘤。

【并发症】

由于肿物压迫眼球，引起屈光不正、视网膜水肿，视力减退；囊肿破裂伴有炎性反应、眼眶压痛、眼睑水肿、瘘管形成或颞部膨隆、眼球运动障碍及视神经萎缩。

【中医病名】

眶皮样囊肿相当于中医眼科学的癌症范畴。

16. 特发性眼眶炎性假瘤

【概念】

特发性眼眶炎性假瘤（idiopathic orbital inflammation）是发生于眶内软组织的非特异性免疫性炎症，其基本病理改变为淋巴细胞和浆细胞等炎症细胞浸润，纤维组织增生、变性等。根据细胞病理学特点，眼眶特发性炎性假瘤分为淋巴细胞浸润型、纤维组织增生型和混合型。本病临床多见，以双眼为主，多发于成年人，无明显性别和种族差异。其可为局限性病变，也可弥散分布于眼眶内。根据发病部位，局限性病变分为肌炎、泪腺炎、视神经周围炎和眼眶炎性肿块等几种类型；弥散性病变往往占据眼眶肌锥内外空间，没有明确边界。病变累及部位不同，临床表现也不尽相同。因此，特发性眼眶炎性假瘤的临床表现有较大差异，但均具有炎症和占位效应的共同特征。

【诊断】

根据典型的临床表现诊断本病不困难。影像学检查显示占位性病变或眼外肌、泪腺等结构增大。超声检查，淋巴细胞浸润型表现为内回声低，纤维组织增生型声衰减显著。CT检查无骨性结构破坏。MRI检查T_2加权像信号低于多数肿瘤信号。此外，对于诊断不明确或激素治疗效果不明显者，应及时行活检。特发性眼眶炎性假瘤缺乏具有特征意义的组织病理学改变，活检必须在排除淋巴组织增生性疾病等相似病变以后才能做出诊断。

【鉴别诊断】

（1）眼眶蜂窝组织炎：细菌感染性眶内病变，起病急，具有明显的感染症候群，患者可有全身伴随症状，外周血白细胞计数升高，对抗生素治疗反应敏感。

（2）眼眶淋巴瘤：多发生于中老年人。眼睑可以出现充血水肿、上睑下垂、结膜明显水肿、眼球突出、眼球运动障碍等。特发性眼眶炎性假瘤对激素治疗一般较为敏感。最终区分二者仍需病理组织学检查结果。

【并发症】

屈光不正等。

【中医病名】

特发性眼眶炎性假瘤相当于中医眼科学的肉瘤。

17. 视神经脊髓炎

【概念】

视神经脊髓炎（neuromyelitis optica，NMO）是视神经与脊髓同时或相继受累的急性或亚急性脱髓鞘病变。其临床特征为急性或亚急性起病的单眼或双眼失明，在其前或其后数日或数周伴发横贯性或上升性脊髓炎。

【诊断】

我国专家推荐使用 2006 年 Wingerchuk 修订的 NMO 诊断标准。

（1）必备条件（下列每项至少有 1 次发作）：①视神经炎。②横贯性脊髓炎。

（2）支持条件（至少两项）：① MRI。正常或病变不符合多发性硬化影像学诊断标准。②脊髓 MRI。病灶超过 3 个脊椎节段。③血清 NMO–IgG 阳性。

具备必要全部条件和支持条件中的 2 条，即可诊断 NMO。

【鉴别诊断】

（1）多发性硬化：病情较 NMO 轻，常有复视、偏身感觉障碍等。

（2）视神经炎：多损害单眼，而 NMO 常两眼先后受累，并有脊髓病损或明显缓解 – 复发。

（3）急性脊髓炎：起病急，瘫痪呈横贯性脊髓损害表现，病程中无缓解 – 复发，也无视神经损害表现。

（4）其他：LHON、亚急性坏死性脊髓病、亚急性联合变性、脊髓硬脊膜动静脉瘘、梅毒性视神经脊髓病、脊髓小脑性共济失调、遗传性痉挛性截瘫、脊髓肿瘤、脊髓血管病、热带痉挛性瘫痪、肝性脊髓病；某些结缔组织病，如系统性红斑狼疮、白塞氏病、干燥综合征、系统性血管炎等伴发的脊髓损伤，都应注意与 NMO 相鉴别。

【并发症】

感染、视力下降和共济失调等。

【中医病名】

视神经脊髓炎相当于中医眼科学的青盲。

18. 鸟枪弹样视网膜脉络膜炎

【概念】

鸟枪弹样视网膜脉络膜炎是一种少见的慢性双侧性脉络膜视网膜炎，其特征为视网膜下多发性奶油状病灶和视网膜血管炎，常伴有黄斑囊样水肿、视盘水肿和玻璃体的炎症。白种人多见，女性多于男性。

【诊断】

可根据临床特征及免疫学、FFA、ICGA 等检查诊断。眼部表现见眼底赤道部以后有多发性奶油状病变，50～1500μm 大小；黄斑囊样水肿；视网膜血管炎。其他表现见视神经炎；视神经萎缩；急性前段缺血性视神经病变；轻度的非肉芽肿性虹膜睫状体炎；视网膜下新生血管。

【鉴别诊断】

（1）原田病：双眼的炎症表现与本病类似，但其多有浆液性视网膜脱离而无奶油状斑点，视网膜下液吸收后可见明显的脉络膜视网膜萎缩改变，晚期表现为晚霞状眼底。

（2）急性后极部多灶性鳞状色素上皮病变和多灶性脉络膜炎伴全葡萄膜炎：也可出现脉络膜病灶伴玻璃体炎症，急性后极部多灶性鳞状色素上皮病变病灶主要位于后极部，但其眼底萎缩病灶常伴有色素改变。

（3）视网膜脉络膜淋巴瘤：可原发于眼内或者因全身转移所致，呈现葡萄膜炎的表现，眼底可见黄色或者粉红色隆起。

【并发症】

感染、视力下降和共济失调等。

【中医病名】

鸟枪弹样视网膜脉络膜炎相当于中医眼科学的瞳神紧小。

19. Fuchs 角膜内皮营养不良

【概念】

Fuchs 角膜内皮营养不良一般指角膜滴状变性，随年龄增长其发生率显著增加，多见于绝经期女性。许多滴状角膜患者，角膜其他方面表现正常且不影响视力。少数患者发生角膜基质和上皮水肿，可引起视力显著减退。本病与原发性角膜内皮营养不良有关，角膜上皮和基质的改变为继发。

【诊断】

根据临床表现，结合角膜的特征性改变，应考虑到该病的可能但应注意鉴别。角膜内皮镜面反射显微镜检查可以了解后弹力层及角膜内皮病变情况。病理学检查可见角膜内皮细胞数目减少、变薄，Descemet 膜增厚且有滴状赘疣位于其后，此赘疣可突向前房，亦可埋于 Descemet 膜后部。实质层水肿，板层间隙加宽，胶原排列紊乱，角膜细胞增多。Bowman 层基本完整，部分区域局灶性断裂处有结缔组织侵入并可伸展至上皮细胞层。上皮基底细胞水肿，细胞间隙扩大，上皮基底膜与Bowman 层间有一结缔组织层，新生胶原组织的灶性增厚形成散在的赘生物或疣，即角膜变性点，其表现形式有 4 种：①单纯的疣突入前房；②多板层疣；③堆于多板层组织内的疣；④无疣的多板层组织，有的赘生物呈块状突起，有的呈蘑菇状。

【鉴别诊断】

（1）虹膜角膜内皮综合征（ICE 综合征）：Fuchs 角膜内皮营养不良是双侧发病，完全没有 ICE 综合征的房角及虹膜改变。

（2）PPMD：桥样虹膜角膜粘连、虹膜改变及 PPMD 特有的角膜后部不规则改变。

【并发症】

角膜水肿等。

【中医病名】

Fuchs 角膜内皮营养不良相当于中医眼科学的混睛障。

20. Stargardt 病（眼底黄色斑点症）

【概念】

Stargardt 病又称眼底黄色斑点症，为常染色体隐性遗传疾病，也有散发病例。本病多于青少年期发病，进行性中心视力减退，最终保存较低的周边视力。眼底改变为双眼对称性发生的、位于色素上皮水平的多发黄色病灶，黄斑部呈圆形或椭圆形色素紊乱，由于组织萎缩，检眼镜下呈金箔样反光。

【诊断】

根据本病的视功能检查，以及特征性的眼底及荧光造影所见可做出诊断。检眼镜检查：在发病初期眼底可能看不出明显病变。病程稍久，黄斑中心凹光反射消失，黄斑部视网膜色素紊乱，并可见一些黄色小点。病变逐渐发展，黄斑萎缩区更加明显，形成横椭圆形、境界清晰的变性病灶，呈金箔样反光，病灶周围的黄色斑点逐渐增多，并向上下血管弓外扩展。这些斑点不断被吸收，又不断有新的斑点出现，并向前进展达眼底后极部。到晚期后极部色素上皮、视网膜神经上皮及脉络膜毛细血管全部萎缩，仅见脉络膜大血管及白色巩膜。荧光血管造影在暗的脉络膜背景荧光下，黄斑呈强荧光（透见荧光或窗样缺损）或"牛眼状"强荧光。因本病主要损害视网膜色素上皮，故 EOG 检查大多数有异常，ERG 检查大多数是正常的。

【鉴别诊断】

（1）视锥细胞营养不良：本病多为常染色体显性遗传，表现为中心视力下降，伴有明显的畏光及眼球震颤。晚期眼底黄斑部有对称性靶心状色素脱失。荧光血管造影显示黄斑区靶心状强荧光。电生理检查可见明视 ERG 异常或不能记录，暗视 ERG 正常，EOG 正常或轻度异常。

（2）中心性晕轮状脉络膜营养不良：本病为常染色体显性遗传。黄斑部见对称性界限非常清楚的脉络膜视网膜萎缩。病变周围视网膜正常。荧光造影显示黄斑受累区透见荧光。晚期脉络膜毛细血管萎缩而出现充盈缺损的弱荧光。暗适应表现为视锥细胞部分异常，视杆细胞部分正常。色觉为后天获得性中度红绿色觉缺陷。

（3）蝴蝶形色素上皮营养不良：为常染色体显性遗传，发病多在 10 ~ 50 岁，患者常不出现任何症状或有轻度视力减退。眼底黄斑中央凹呈网状（即蝶形）色素沉着。荧光造影显示相应的色素沉着呈网状弱荧光。电生理检查 EOG 常表现异常，ERG、暗适应及色觉均正常。

【并发症】

黄斑病变等。

【中医病名】

Stargardt 病（眼底黄色斑点症）相当于中医眼科学的视瞻昏渺。

21. 早产儿视网膜病变（ROP）

【概念】

早产儿视网膜病变（ROP）是指低出生体重、长时间吸氧的早产儿，其未血管化的视网膜发生纤维血管瘤增生、收缩，并进一步引起牵拉性视网膜脱离和失明的眼病。本病常见于出生后 3 ~ 6 周新生儿，临床上分为活动期及纤维膜形成期。

【诊断】

早产儿视网膜病变绝大多数发生于早产儿，据此可以诊断。

【鉴别诊断】

（1）FEVR：临床表现与 ROP 相似，无症状的家族成员可出现视网膜周边血管异常，通常无早产或吸氧史。

（2）色素失禁症：X- 连锁显性遗传，只发生于女孩。表现为特征性的皮肤改变，如红色斑丘疹、水疱、色素减退斑和脱发等。可见中枢神经系统和牙齿异常。

【并发症】

继发性青光眼、虹膜粘连等。

【中医病名】

早产儿视网膜病变相当于中医眼科学的视瞻昏渺。

22. 家族性渗出性玻璃体视网膜病变（FEVR）

【概念】

家族性渗出性玻璃体视网膜病变（FEVR）是由于外周视网膜血管发育不全，导致视网膜血管并发症的疾病。

【诊断】

本病同时侵犯双眼，两侧病情轻重不一。眼底改变与早产儿视网膜病变酷似，但本病发生于足月顺产新生儿，无吸氧史，且多数有常染色体显性遗传的家族史。特殊的检眼镜下和荧光素眼底血管造影所见为本病诊断的重要根据。

本病常见周边部纤维血管增生和牵拉性视网膜脱离，在新生儿或青春期伴视网膜下渗出或渗出性脱离。晚期可发生孔源性视网膜脱离。多为双侧，但程度可不对称。第 1 期用间接检眼镜加巩膜压迫检查，可见颞侧周边部视网膜受压处及其周围苍白，视网膜血管无异常，视网膜亦无渗出性改变，表现为玻璃体后脱离合并有雪花状混浊。第 2 期颞侧视网膜自赤道部至锯齿缘出现新生血管。视网膜及其下方渗出。局限性视网膜脱离，颞侧纤维血管膜牵引视网膜血管，形成黄斑偏位。玻璃体增厚，周边视网膜有新生血管和纤维膜形成。第 3 期病变进一步发展，视网膜内及视网膜下渗出，玻璃体纤维化，最终由于纤维血管增殖发生牵拉或合并孔源性视网膜脱离。

【鉴别诊断】

（1）早产儿视网膜病变：有早产、低体重、吸氧史，无家族史。

（2）Coats 病：无玻璃体病变，无广泛的玻璃体视网膜粘连，且渗出也不限于周边眼底，检眼镜下表现与本病迥异。

【并发症】

视网膜脱离等。

【中医病名】

家族性渗出性玻璃体视网膜病变相当于中医眼科学的积聚。

附　　录

附录 1：中西医眼科专业术语对照

中医学名称	西医学名称
眼珠（目珠、睛珠）	眼球
胞睑（眼睑、眼胞、目睥）	眼睑
上睑（上胞、上睥）	上眼睑
下睑（下胞、下睥）	下眼睑
睑内（内睑、睥内）	睑结膜
睑弦（眼弦、胞沿、眼棱、睥沿）	睑缘
睫毛	睫毛
睑裂（目缝）	睑裂
内眦（大眦）	内眦
外眦（锐眦，小眦）	外眦
泪腺（泪泉）	泪腺
泪窍（泪堂、泪腔、泪孔）	狭义泪点，广义泪道
白睛（白眼、白仁、白珠、白轮）	球结膜、前部巩膜
黑睛（黑眼、乌睛、乌珠，乌轮、黑珠、青睛）	角膜
黄仁（眼帘、虹彩）	虹膜

中医学名称	西医学名称
神水	内为房水，外为泪液，狭义指瞳孔，广义指瞳孔及其以后眼内组织
晶珠（黄睛、睛珠）	晶状体
神膏（护睛水）	玻璃体
视衣	视网膜、脉络膜
目系（眼系、目本）	视神经及其血管
眼带（睛带）	眼外肌
眼眶（目眶）	眼眶
目力	视力
神光	视功能
光华	眼睛神采
发越	散播，描述神光、光华的能力和途径
目昏	视力减退、视物不清
唯睹三光	视力光感
眼珠虚胀	眼轴过长
目胀痛	眼胀痛
视歧	重影
视惑（视正反邪、视小为大、视大为小、视直如曲）	视物变形
肝劳（目倦）	视疲劳
云雾移睛（蝇翅黑花、眼风黑花）	飞蚊症

中医学名称	西医学名称
鸡盲（雀目）	夜盲
目偏视（风牵偏视）	斜视
小儿通睛（双目通睛）	共同性内斜视
辘轳转关	眼球震颤

附录2：眼科常用术语

（按照首字母音序排列）

A

暗点（scotoma）：视野中感光丧失的区域。

B

白瞳症（leukocoria）：瞳孔区外观呈白色。

Bell现象（bell phenomenon）：随眼睑主动闭合眼球反射性上转。

表层巩膜（episclera）：结膜和巩膜之间的疏松结缔组织。

玻璃体液（vitreous humour）：眼球内透明、凝胶状的液体填充于晶状体、睫状体和视网膜之间。

玻璃体炎（vitritis）：玻璃体的炎症。

D

低眼压（hypotony）：眼压异常降低，常低于6mmHg。

多瞳症（polycoria）：虹膜同时存在多处开口。

F

复视（diplopia）：视物成双。

放射状角膜切开术（radial keratotomy）：屈光手术的一种。在角膜前表面中央区以外区域，行对称的放射状切开，以改变角膜曲率，从而矫正屈光不正。

G

巩膜（sclera）：瓷白色，不透明的坚致密的眼球壁，向前与角膜相延续。

巩膜压陷（scleral depression）：压迫周边视网膜的技术，与间接检眼镜联合应用，以观察周边视网膜。

巩膜炎（scleritis）：巩膜的炎症。

巩膜外层炎（episcleritis）：巩膜外表面的炎症，位于球结膜下方。

H

Hering 眼球运动定律（hering law of motor correspondence）：向某方向注视时，对配偶肌的神经支配是相等的、同步的。

虹膜（iris）：眼球血管层的前部组织，富含色素，位于角膜之后、晶状体之前，其中央开放的部分形成瞳孔。

虹膜后粘连（posterior synechiae）：虹膜和晶状体前囊的粘连，常见于瞳孔边缘。

虹膜炎（iritis）：虹膜或睫状体的炎症，或二者同时存在，包括前葡萄膜炎、虹膜睫状体炎、睫状体炎。

后弹力层（descemet membrane）：角膜深层的一层膜。

黄斑（macula）：位于视网膜后部中心，视盘直径的 3 ~ 4 倍大的区域。

J

睑板腺（meibomian glands）：位于眼睑内表面的睑板沟内的皮脂腺，开口于眼睑游离缘。

睑板腺炎（meibomiantis）：睑板腺的炎症，表现为沿睑缘分布的炎症性的浓缩的油脂。

间接检眼镜（indirect ophthalmoscopy）：将一较大的透镜置

于患者与检查者之间，使用光源观察眼底。

睑结膜（palpebral conjunctiva）：覆盖在眼睑内表面的由穹隆部至睑缘的膜。

睑缘缝合术（tarsorrhaphy）：把上、下睑缝合在一起，完全或部分缝合。

角膜（cornea）：位于眼球前部的透明组织，与巩膜相接。

角膜小滴（guttata corneal）：角膜后弹力层表面的水滴样赘生物。

角膜后沉积物（keratic precipitates）：位于角膜内皮，细胞样聚集物，常沉积在下方，呈基底向下的三角形。

角膜炎（keratitis）：角膜的炎症。

结膜（conjunctiva）：覆盖前部巩膜的透明膜。

结膜炎（conjunctivitis）：结膜的炎症。

睫状体（ciliary body）：连接前部脉络膜和虹膜根部之间的特殊结构，由睫状肌和睫状突构成。

睫状体脱离（cyclodialysis）：睫状体与巩膜分离。

睫状肌麻痹剂（cycloplegic）：能引起睫状肌麻痹的药物，造成调节麻痹。

近视（myopia）：在不使用调节时，平行光线通过眼的屈光系统屈折后，焦点落在视网膜之前的一种屈光状态。

晶状体异位（ectopia lentis）：晶状体位置的改变。

锯齿缘（ora serrata）：视网膜的远周边部。

假性前房积脓（pseudohypopon）：前房内非炎症性细胞聚集，常与肿瘤有关。

K

孔源性视网膜脱离（rhegmatogenous retinal detachment）：

由视网膜裂孔引起的视网膜脱离。

眶内容摘除术（exenteration）：去除眼球和眶内组织的手术。

Krukenberg 梭（krukenberg spindle）：位于角膜内皮中央的狭长的垂直色素沉着带，见于色素播散综合征。

L

泪点（punctum）：位于睑缘，泪道的开口。

泪囊炎（dacryocystitis）：泪囊的炎症。

泪腺炎（dacryoadenitis）：泪腺的炎症。

M

脉络膜（choroid）：覆盖眼球后 5/6 的色素性血管层，由前方的虹膜延续而来，其外层为现膜，内层为视网膜。

脉络膜炎（choroiditis）：脉络膜的炎症。

棉绒斑（cotton-wool spo）：浅表视网膜的梗死所致，表现为白色绒毛状病变，有时遮蔽视网膜血管。

母斑病（phakomatosis）：一组以眼、皮肤及脑弥漫性错构瘤为特征的遗传性疾病。

N

内隐斜（esophoria）：双眼视时眼位正，但有潜在的内斜倾向，如在不注视时出现斜视。

内斜视（esotropia）：眼位偏斜，表现为角膜转向鼻侧，黄斑中心凹转向颞侧。非注视眼偏向内侧。

内眼肌麻痹 [ophthalmoplegia（internal）]：瞳孔麻痹。

牛眼（buphthalmos）：眼压升高造成眼球膨胀形成"牛眼"，见于先天性青光眼患者。

内容物剜出术（exenteration）：摘除眼球、去除内容物的手术。

P

葡萄肿（staphyloma）：巩膜外突，葡萄膜一并外突。

Q

前房（anterior chamber）：眼球内空腔，位于角膜之后，虹膜和瞳孔之前，充满房水。

前房积脓（hypopyon）：大量白细胞沉积在前房下方，可见到液平面。

前房积血（hyphema）：血液积聚在前房。血液聚积呈液平面或有血凝块时称为前房积血；只有少量红细胞悬浮时则称为微量前房积血。

前房角镜检查（gonioscopy）：使用前房角镜检查眼的前房角结构，包括小梁网。

前房漂浮物（floaters）：感觉眼前有斑点，随注视方位的改变而游动或变换位置。

前房闪辉（flare）：房水中蛋白质含量增加，在裂隙灯下可见。

球结膜（bulbar conjunctiva）：从角巩膜缘到穹隆部覆盖在眼球表面的组织，推动自如。

球结膜水肿（chemosis）：球结膜的水肿或肿胀屈光参差，两眼屈光力不等。

全自动角膜板层切割器（microkeratome）：LASIK手术中使用的负压环和移动刀片，用于制作部分层厚的角膜瓣。

缺损（coloboma）：任何眼部结构的先天性缺损。

R

弱视（amblyopia）：没有器质性病变的视力缺陷。

S

散光（astigmatism）：眼球不同经线上的屈光力不同，如垂直轴远视程度高于水平轴。

色素外翻性虹膜炎（actropion iritis）：孔缘色素外翻，造成虹膜后部的色素性部分可见。

闪光感（photopsia）：眼前瞬间的闪光感觉，多由于视网膜牵引造成。

上睑下垂（ptosis）：上部分或全部不能提起。

Sherrington 交互神经支配定律（Sherrington law of reciprocal innervation）：某一眼外肌的神经支配增加、收缩增强，伴有其拮抗肌的相应的神经支配减少、收缩减弱。

视盘周围（peripapillary）：视盘周边的区域。

视盘水肿（papilledema）：由于颅内压升高导致的视盘水肿。

视盘炎（papillitis）：视神经前部的炎症。

视神经炎（optic neuritis）：视神经最前部的炎症。

视网膜（retina）：一层透明的薄膜，位于玻璃体和巩膜之间，前部起于锯齿缘，后部止于视盘，常称之为"照相机底板"。

视网膜炎（retinitis）：视网膜的炎症。

视网膜检影术（retinoscopy）：一种技术，根据照射在视网膜上的光线反射评估眼的屈光不正状态。

视网膜内微血管异常（intraretinal microvascular abnormalities）：视网膜毛细血管扩张，小动脉和小静脉沟通，形成动静脉短路。

视物变形症（metamorphopsia）：视觉感知异常造成所看到的物体表现为变形、大小或形状改变。

T

调节（accommodation）：为使近距离物体在视网膜上形成清晰的像而调整眼内的晶状体的凸度的现象。

瞳孔不等（anisocoria）：双侧瞳孔直径大小不等。

瞳孔散大（mydriasis）：瞳孔直径较正常大。

瞳孔缩小（miosis）：瞳孔直径较正常小。

瞳孔阻滞（pupillary block）：房水在通过孔由后房流向前房的过程中受阻。

W

外斜视（exotropia）：眼位偏斜，表现为角膜转向侧，黄斑中心凹转向鼻侧，非注视眼偏向外侧。

外隐斜（exophoria）：双眼视时眼位正常，但双眼有相互分离的潜在趋势。

畏光（photophobia）：眼睛暴露于光线下时出现疼痛。

外眼肌麻痹 [ophthalmoplegia（external）]：眼外肌肉瘫痪。

X

显斜视（tropia）：眼位偏斜的程度超过了融合机制的控制能力，因此眼位不能保持正位。

相对性传入性瞳孔障碍（relative afferent pupillary defeet）：使用强光照射时，与对侧眼相比，一眼的瞳孔收缩能力下降。

小梁切除术（trabeculectomy）：对青光眼患者采用的增加房水外流的手术方式。

小视症（micropsia）：视觉感知异常引起所见物体较实际为小的病理状态。

小眼畸形（microphthalmia）：先天性眼球小、结构乱。

斜视（strabismus）：眼位偏斜。

新生血管形成（neovascularization）：新生血管的生长。

Y

压平式眼压计（applanation tonomet）：测量眼内压的仪器。

眼内肌麻痹（ophthalmoplegia）：瞳孔瘫痪。

眼眶（orbit）：容纳眼球和眼周组织的骨窝。

眼球内陷（enophthalmos）：眼球异常的退缩陷于骨性眶腔内。

眼球突出（exophthalmos）：眼球异常的突出于骨性眶腔之外。

眼球摘除术（enucleation）：将眼球从眼眶内摘除。

眼球震颤（nystagmus）：一种不随意的有节律性的往复式眼球动。

一过性黑蒙（amaurosis fugax）：短暂的部分或完全性视力丧失，可与视网膜血管内的栓子栓塞有关。

异色症（heterochromia）：颜色不一致，特别是双眼虹膜。

隐斜视（phoia）：是一种潜在性眼位偏斜，能由融合机制控制，因此在正常的双眼视时眼位保持正位。

荧光素（fluorescein）：钴蓝光照射呈现绿色荧光的一种橙色物质。

荧光血管造影术（fluorescein angiography）：一种诊断方法，通过静脉注射荧光素，突出显示眼内血管病变，最常用于眼底。

硬性渗出（hard exudates）：位于视网膜深层的脂质沉着，在外观上呈现亮黄色。

影子血管（ghost vessels）：位于角膜基质的血管，不含血液。

拥挤现象（crowding phenomenon）：患者在看视力表时，阅读单个字母的能力好于阅读整行字母的现象，最常见于弱视患者。

远视（hyperopia）：眼轴过短或由屈光力造成平行光线通过眼的屈光系统屈折后，焦点落在视网膜之后的一种屈光状态。

圆锥角膜（keratoconus）：角膜呈圆锥形突起。

Z

振动性幻视（oscillopsia）：视物时感觉周围物体前后运动。

真性小眼球（nanophthalmos）：先天性眼球小，无其他畸形。

中心凹（fovea）：视网膜的一个区域，与中心视力相对应，直径约 1.5mm，位于颞侧，与视盘中央相比，稍偏下方。

中心小凹（foveola）：位于中心凹的中央，直径 0.5mm。

周边虹膜前粘连（peripheral anterior synechiae）：虹膜周边部与前房角或角膜周边部之间的粘连。

周边虹膜切除术（peripheral iridectomy）：切除周边虹膜的一部分。

准分子激光角膜原位磨镶术（laser in-situ keratomileusis，LASIK）：屈光手术的一种。全自动角膜层状切割器或飞秒激光制作角膜瓣，在瓣下应用准分子激光重塑角膜基质床，从而达到矫正视力的目的。

准分子激光角膜切削术（nontherapeutic keratectomy，PRK）：矫正屈光不正的激光手术。

准分子激光治疗性角膜切削术（phototherapeutic keratectomy，PTK）：屈光手术的一种。应用准分子激光切削角膜中央前表面或病变。

附录3：中医眼科常用术语中英文对照

中文术语	英文术语
中医眼科学	ophthalmology of traditional Chinese medicine
眼科疾病	eye diseases
胞睑病	eyelid disease
针眼	stye
胞生痰核	phlegm nodule in eyelid；chalazion
风赤疮痍	wind red sore
睑弦赤烂	ulcerous eyelid margin；marginal blepharitis
胎风赤烂	infantile marginal blepharitis
眼丹	eyelid cellulitis
上胞下垂	drooping of upper eyelid；blepharoptosis
胞轮振跳	twitching eyelid；blepharospasm
椒疮	prickly-ash-like sore；trachoma
粟疮	millet sore；follicular conjunctivitis
胞肿如桃	peach-like swelling of eyelid
胞虚如球	ball-like edema of eyelid
目劄	frequent blinking
眼瘤	eye tumor
鱼子石榴	roe-pomegranate-like conjunctiva

中文术语	英文术语
鸡冠蚬肉	cockscomb-like ecphyma on eyelid
倒睫拳毛	trichiasis and entropion
蜡目	waxy eye; eyelid myiasis
眼癣	eyelid lichen; eyelid eczema
睑内结石	conjunctival lithiasis
眦病	canthus disease
流泪证	tearing; dacryorrhea
冷泪	cold lacrimation
热泪	hot lacrimation
漏睛	leaking eye; chronic dacryocystitis
大眦漏	internal canthus leaking eye
小眦漏	external canthus leaking eye
漏睛疮	leaking eye sore; acute dacryocystitis
赤脉传睛	red vessel spreading to black of eye
胬肉攀睛	pterygium
黄油障	pinguecula
白睛病	disease of white of the eye
暴风客热	fulminant wind-heat invasion; acute catarrhal conjunctivitis
脓漏眼	gonococcal conjunctivitis
天行赤眼	epidemic red eye; epidemic conjunctivitis
天行赤眼暴翳	epidemic red eye with acute nebula; epidemic keratoconjunctivitis
风火眼	wind fire eye

中医眼科病名释义

中文术语	英文术语
赤丝虬脉	red tangled vessel
时复症	seasonal eye disease
时复目痒	seasonal eye itching
金疳	metal gan
火疳	fire gan
白涩症	dry eyes
白睛溢血	hemorrhagic white of the eye; subconjunctival hemorrhage
目珠管	follicle on the white of the eye
偏漏	fistula of bulbar conjunctiva
黑睛病	diseases of the black of the eye; cornea disease
聚星障	clustered-star nebula; herpes simplex keratitis
花翳白陷	petaloid nebula with a sunken center; ulcerative keratitis
湿翳	fungal keratitis
凝脂翳	congealed-fat nebula, bacterial keratitis
黄液上冲	upward rushing of yellow fluid; hypopyon
黑翳如珠	descemetocele
蟹睛	crab-eye; corneal perforation and iridoptosis
混睛障	murky-eye nebula; stromal keratitis
暴露赤眼生翳	nebula due to exposed cornea; exposure keratitis
风轮赤豆	wind-wheel red bean; fascicular keratitis
赤膜下垂	drooping pannus; trachomatous pannus
血翳包睛	heavy drooping pannus

中文术语	英文术语
正漏	central corneal fistula with leakage
神水将枯	exhaustion of spirit water
流金凌木	flowing metal invading wood；pseudopterygium
瞳神疾病	pupil disease
瞳神紧小	contracted pupil；iridocyclitis
鹘眼凝睛	red eye as turtle-doves；Behcet's disease
瞳神干缺	dry defective pupil；pupillary metamorphosis
五风内障	five wind glaucoma
青风内障	blue wind glaucoma
绿风内障	green wind glaucoma；acute angle-closure glaucoma
黄风内障	yellow wind glaucoma
乌风内障	dark wind glaucoma
黑风内障	black wind glaucoma
雷头风	thunder headache
圆翳内障	round nebular cataract；senile cataract
如银内障	silver cataract
白翳黄心内障	silver cataract with yellowish center
枣花翳内障	date-flower cataract
惊振内障	traumatic cataract
胎患内障	congenital cataract
金花内障	golden flower cataract；complicated cataract induced by uveitis
云雾移睛	fog moving before eye；vitreous opacity

中文术语	英文术语
暴盲	sudden blindness
血灌瞳神	hyphema and vitreous hemorrhage
视瞻昏渺	obscured vision
视瞻有色	colored shade before eye
视物易形	visual object transformation
视直如曲	straight things seen as crooked；metamorphopsia
视物易色	color confusion
视定若动	static thing seen as motional
视正反斜	straight thing seen as oblique
视网膜脱离	retina detachment
高风雀目	high-wind sparrow eye
肝虚雀目	liver-deficiency sparrow eye
青盲	blue blindness；optic atrophy
眼外肌疾病	diseases of extraocular muscle
通睛	crosseye；concomitant esotropia
风牵偏视	wind-induced squint；paralytic strabismus
目偏视	squint；strabismus
眼眶疾病	orbit disease
眉棱骨痛	pain in supraorbital bone；supraorbital neuralgia
突起睛高	sudden eyeball protrusion
鹘眼凝睛	staring falcon eye；exophthalmos
珠突出眶	eyeball protrusion related to head position
膏伤珠陷	sinking of eyeball

中文术语	英文术语
辘轳转关	pulley eye；nystagmus
眼外伤	eye trauma
异物入目	foreign body entering eye
撞击伤目	ocular contusion
真睛破损	ruptured wound of eyeball
电光性眼炎	electric ophthalmia
化学性眼外伤	chemical ophthalmic injury
热烧伤目	thermal burns of eye
振胞瘀痛	eyelid contusion
眼视光学和弱视	optometry and amblyopia
近视	myopia
远视	hyperopia
老视	presbyopia
弱视	amblyopia
视疲劳	asthenopia
与全身有关的眼病	eye disorders related to general diseases
糖尿病视网膜病变	diabetic retinopathy
疳积上目	infantile malnutrition involving eye；keratomalacia
痘疹入眼	smallpox involving eye
经期目病	menstrual eye disease
妊娠目病	gestational eye disease
产后目病	postpartum eye disease

主要参考书目

[1] 国家中医药管理局.中医病证诊断疗效标准：ZY/T001.1–1994[S].南京：南京大学出版社，1994.

[2] 李经纬，区永欣，余瀛鳌，等.中医大辞典[M].北京：人民卫生出版社.1995.

[3] 中国医学百科全书·中医学编辑委员会.中国医学百科全书：中医学[M].上海：上海科学技术出版社，1997.

[4] 廖品正.中医眼科学[M].上海：上海科学技术出版社，1986.

[5] 曾庆华.中医眼科学[M].北京：中国中医药出版社，2007.

[6] 王永炎，庄曾渊.今日中医眼科[M].北京：人民卫生出版社，2000.

[7] 唐由之，肖国士.中医眼科全书[M].北京：人民卫生出版社，1996.

[8] 王明芳，谢学军.中医眼科学[M].北京：中国中医药出版社，2004.

[9] 中医药学名词审定委员会中医药学名词审定委员会.中医药学名词[M].北京：科学出版社，2005.

[10] 中华中医药学会.糖尿病中医防治指南[M].北京：中国中医药出版社，2007.

[11] 世界中医药学会联合会.中医基本名词术语中英对照

国际标准 [M]. 北京：人民卫生出版社，2008.

[12] 术语工作概念和术语的协调：GB/T16785-2012[S]. 北京：中国标准出版社，2013.

[13] 朱建平，蔡永敏，黄涛等. 中医名词考证与规范（1-5卷）[M]. 上海：上海科学技术出版社，2020.

[14] 李凤鸣. 眼科全书［M］. 北京：人民卫生出版社，1999.

[15] 李凤鸣. 中华眼科学 [M]. 北京：人民卫生出版社，2005.

[16] 刘家琦，李凤鸣. 实用眼科学 [M]. 北京：人民卫生出版社，2005.

[17] 赵光喜. 眼部成形学 [M]. 北京：人民卫生出版社，1995.

[18] 徐又芳. 中医五官科名著集成 [M]. 北京：华夏出版社，1997.

[19] 李传课. 新编中医眼科学 [M]. 北京：人民军医出版社，1997.

[20] 郑燕林. 王明芳眼科诊疗集 [M]. 成都：四川科学技术出版社，2017.

[21] 段俊国. 中西医结合眼科学 [M]. 北京：中国中医药出版社，2011.

[22] 曲毅，魏奉才主译. Wills 眼科手册 [M]. 济南：山东科学技术出版社，2009.